Anders Hansen

BRAIN BLUES

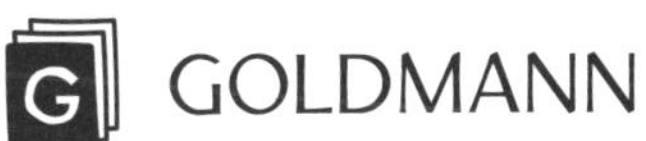

Anders Hansen

BRAIN BLUES

Warum unser Kopf uns mit
Ängsten und Depressionen schützen will
und wie es gelingt, sie zu überwinden

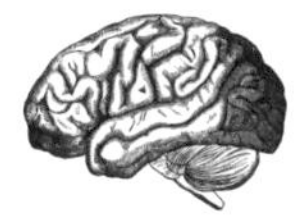

Aus dem Schwedischen
von Leena Flegler

GOLDMANN

Die schwedische Originalausgabe erschien 2021 unter dem Titel »Depphjärnan« bei Bonnier Fakta, Stockholm.

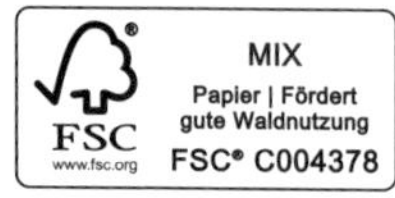

Penguin Random House Verlagsgruppe FSC® N001967

1. Auflage
Deutsche Erstausgabe September 2023

Published by agreement with Salomonsson Agency
Umschlag: Uno Werbeagentur, München
Umschlagmotiv: FinePic®, München
Redaktion: Birthe Vogelmann
Satz: Buch-Werkstatt GmbH, Bad Aibling
Druck und Bindung: PbTisk a.s., Příbram
Printed in Czech Republic
CH · cb
ISBN 978-3-442-17979-4

GEWIDMET

Vanja Hansen
Hans-Åke Hansen (1940–2011)
Björn Hansen

Vor dem Gehirn war das Universum
frei von Schmerz und Ängsten.

ROGER W. SPERRY

INHALT

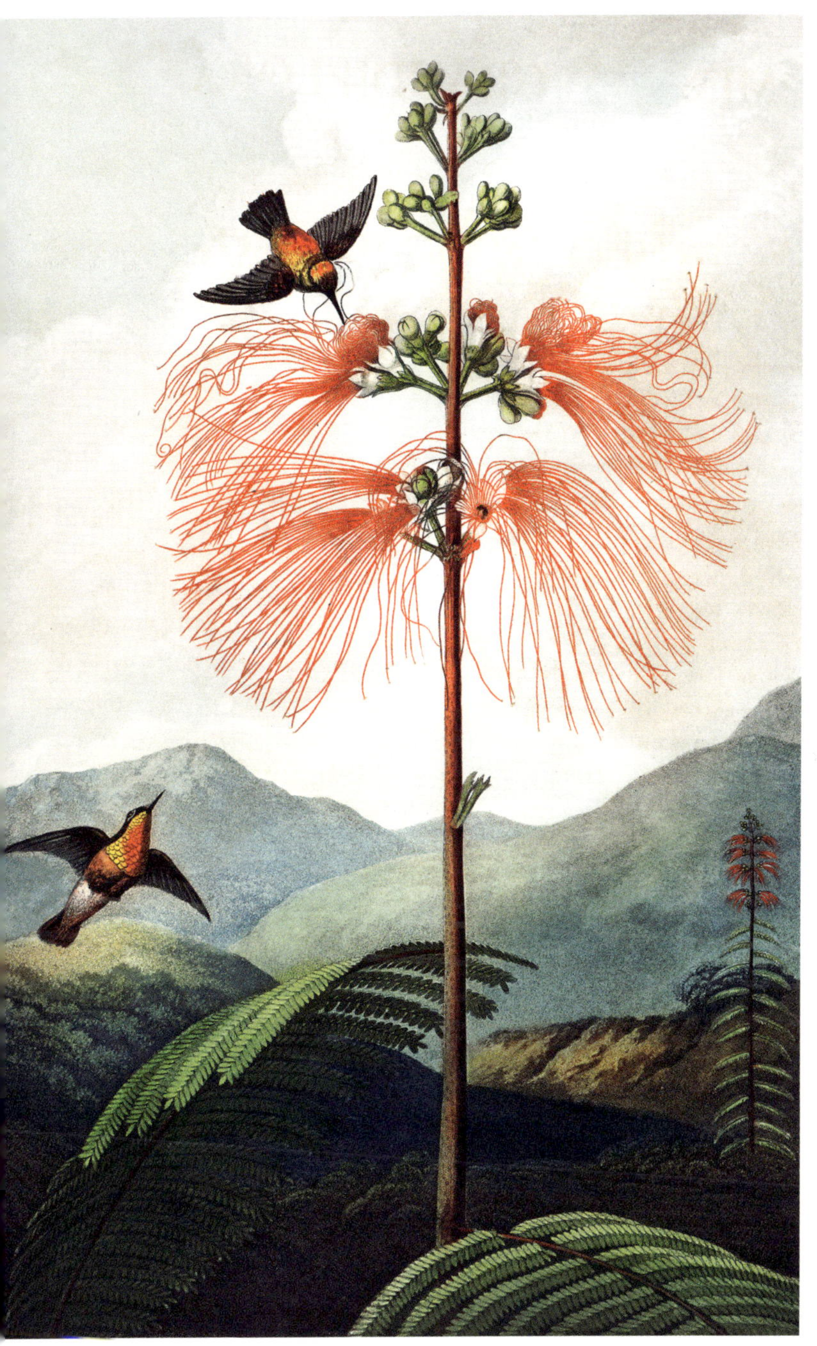

DIESES BUCH handelt von leichteren Formen der Depression und von Angststörungen, spart jedoch bipolare Störung und Schizophrenie aus. Dafür gibt es zweierlei Gründe. Der wichtigere ist, dass die genannten Erkrankungen viel zu komplex sind, als dass man sie hier mit behandeln sollte. Der zweite Grund ist, dass in unserer Gesellschaft die Häufigkeit leichterer psychischer Erkrankungen anzusteigen scheint; Fälle von Schizophrenie oder schwerere Verlaufsformen der bipolaren Störung werden hingegen nicht häufiger. Im Folgenden möchte ich unser Wohlbefinden aus einem biologischen Blickwinkel betrachten. Eine solche Sichtweise hat sich für viele Patientinnen und Patienten als hilfreich erwiesen. Wenn es Ihnen, liebe Leserin und lieber Leser, schlecht gehen sollte, suchen Sie sich Hilfe – denn es gibt sie durchaus. Sofern Sie wegen einer psychischen Erkrankung Medikamente einnehmen: Holen Sie kontinuierlich den Rat Ihrer behandelnden Ärztin oder Ihres behandelnden Arztes ein.

WARUM GEHT ES UNS SO SCHLECHT, OBWOHL ES UNS SO GUT GEHT?

VERMUTLICH ERLEBEN AUCH SIE hin und wieder ein psychisches Tief. Vielleicht beunruhigt Sie etwas – oder aber Sie fühlen sich mitunter vor Panik wie gelähmt. Möglicherweise hat sich in einer bestimmten Phase Ihres Lebens alles so bleiern angefühlt, dass Sie kaum noch aus dem Bett kamen. Aber ist das nicht merkwürdig? Schließlich sitzt hinter Ihren Augen ein biologisches Wunderwerk, das so hoch entwickelt ist, dass es doch ... na ja ... mit *allem* klarkommen sollte.

Ihr fortdauernd veränderliches und ungeheuer dynamisches Gehirn besteht aus 86 Milliarden Nervenzellen, die über mindestens *100 000 Milliarden Synapsen* miteinander verbunden sind und ausgefeilte Netzwerke bilden, die sämtliche Körperorgane steuern und den endlosen Strom aus Eindrücken Ihrer Sinnesorgane bearbeiten, deuten und priorisieren. Ihr Gehirn ist imstande, die Informationen aus rund 11 000 Bibliotheken voller Bücher abzuspeichern – so umfangreich ist das Fassungsvermögen Ihres Gedächtnisses. Und im Bruchteil einer Sekunde kann es die für einen bestimmten Sachverhalt relevanteste Information abrufen – sogar wenn Jahrzehnte vergangen sind, seit sie ursprünglich abgespeichert wurde – und sie mit einem aktuellen Erlebnis in Relation setzen.

Wenn Ihr Gehirn also all dies kann – weshalb scheitert es an einer so einfachen Aufgabe wie anhaltendem Wohlbefinden? Warum besteht es darauf, Ihrem Gefühlsleben immer wieder einen Knüppel zwischen die Beine zu werfen? Dieser Umstand wird umso bemerkenswerter, wenn wir miteinbeziehen, dass wir in einem Überfluss leben, angesichts dessen den meisten Königinnen und Königen, Kaisern und Pharaonen der Geschichte die Spucke weggeblieben wäre. In weiten Teilen der Welt ist heute von Hungersnot und Krieg keine Rede mehr. Wir leben länger und gesünder denn je. Und wenn wir auch nur den Anflug von Langeweile verspüren, sind das gesammelte Wissen und alle Unterhaltung der Welt nur einen Mouseklick entfernt.

Obwohl es uns also nie besser ging, scheint es immer mehr von uns psychisch schlecht zu gehen. Es vergeht kaum ein Tag, an dem nicht vermeldet würde, dass die Häufigkeit psychischer Erkrankungen zunimmt. In Schweden beispielsweise nimmt jeder achte Erwachsene Antidepressiva ein. Die Weltgesundheitsorganisation (WHO) schätzt, dass 284 Millionen Menschen auf der Welt an Angststörungen und 280 Millionen an einer depressiven Erkrankung leiden. Prognosen zufolge dürften Depressionen binnen weniger Jahre weltweit mehr Kosten nach sich ziehen als jede andere Krankheit.

Schon mein ganzes Berufsleben lang stelle ich mir die Frage, warum es uns dermaßen schlecht geht, obwohl es uns doch so gut geht. Sind tatsächlich 284 Millionen Menschen weltweit an einer Störung des Gehirns erkrankt? Mangelt es tatsächlich jedem achten Erwachsenen an Botenstoffen im Nervensystem? Erst als mir dämmerte, dass wir nicht nur miteinbeziehen dürfen, wo wir uns derzeit befinden, sondern auch, woher wir stammen, hat sich für mich eine Erklärung abgezeichnet, eine Sichtweise, die uns ein tieferes Verständnis für unser Gefühlsleben und obendrein neue Möglichkeiten eröffnet, wie wir es verbessern können.

Warum es uns so schlecht geht, obwohl es uns doch eigentlich gut geht, liegt meines Erachtens zuvorderst daran, dass wir mit der Zeit vergessen haben, dass wir biologische Wesen sind. Wir haben vergessen, was genau tatsächlich bewirkt, dass es uns gut geht. Aus diesem Grund wollen wir in diesem Buch unser Gefühlsleben und Wohlbefinden aus Sicht unseres Gehirns durchleuchten und in Erfahrung bringen, warum unser Denkapparat so funktioniert, wie er nun mal funktioniert. Aus Gesprächen mit Tausenden Patientinnen und Patienten weiß ich, wie wertvoll diese Sichtweise ist. Sie erlaubt ein tieferes Verständnis für die richtigen Priorisierungen, wenn es einem so gut wie möglich gehen soll, und hilft dabei, uns selbst besser zu verstehen und nachsichtiger mit uns umzugehen.

Schon mein ganzes
Berufsleben lang
stelle ich mir die Frage,
warum es uns dermaßen
schlecht geht, obwohl es
uns doch so gut geht.

Hier wollen wir uns zunächst ansehen, was bei den gängigsten psychischen Leiden – bei Depressionen und Angststörungen – in unserem Gehirn vor sich geht und weshalb diese Leiden mitunter ein Hinweis auf ein gesundes Verhalten statt auf eine Fehlfunktion sein können. Daran anschließend richten wir unser Augenmerk auf Möglichkeiten, wie wir mit diesen Leiden umgehen können. Wir sehen uns an, ob es uns tatsächlich schlechter geht denn je und wie die biologische Sicht auf unser Gefühlsleben darauf Einfluss nehmen kann. Zu guter Letzt versuchen wir zu ergründen, was genau uns glücklich macht.

Aber fangen wir von vorne an – ganz buchstäblich am Anfang.

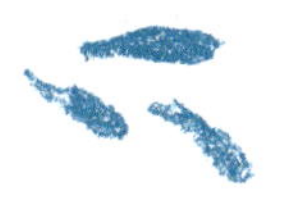

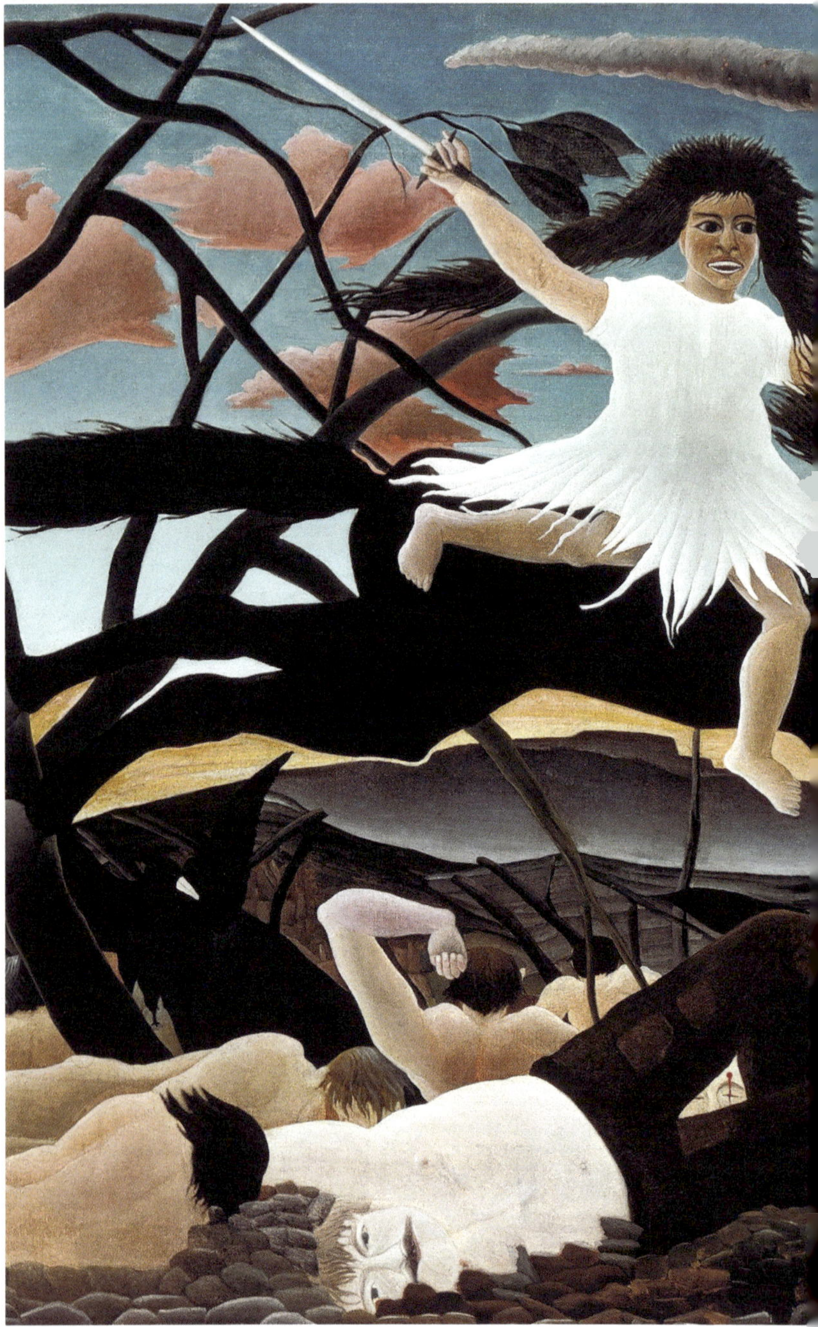

1. WIR SIND DIE ÜBERLEBENDEN

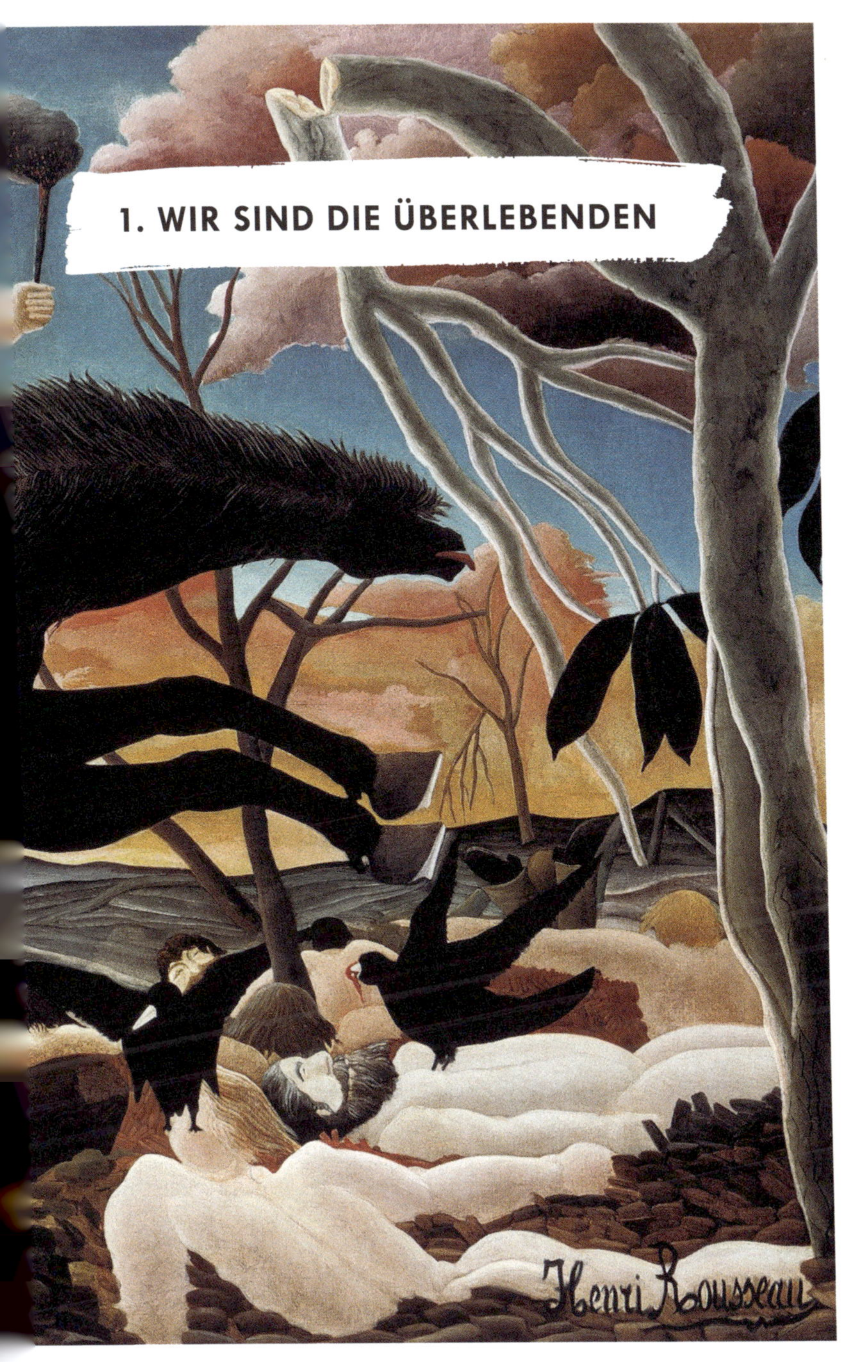

Aussterben ist die Regel.
Überleben ist die Ausnahme.

CARL SAGAN

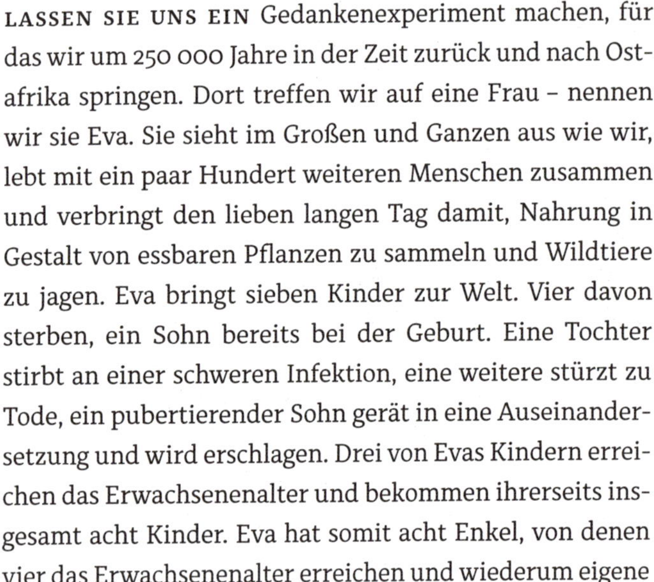

LASSEN SIE UNS EIN Gedankenexperiment machen, für das wir um 250 000 Jahre in der Zeit zurück und nach Ostafrika springen. Dort treffen wir auf eine Frau – nennen wir sie Eva. Sie sieht im Großen und Ganzen aus wie wir, lebt mit ein paar Hundert weiteren Menschen zusammen und verbringt den lieben langen Tag damit, Nahrung in Gestalt von essbaren Pflanzen zu sammeln und Wildtiere zu jagen. Eva bringt sieben Kinder zur Welt. Vier davon sterben, ein Sohn bereits bei der Geburt. Eine Tochter stirbt an einer schweren Infektion, eine weitere stürzt zu Tode, ein pubertierender Sohn gerät in eine Auseinandersetzung und wird erschlagen. Drei von Evas Kindern erreichen das Erwachsenenalter und bekommen ihrerseits insgesamt acht Kinder. Eva hat somit acht Enkel, von denen vier das Erwachsenenalter erreichen und wiederum eigene Kinder bekommen.

Wenn wir dies über 10 000 Generationen wiederholen und uns die Urenkel der Urenkel der Urenkel von Evas

Enkeln anschauen – wen sehen wir da? Richtig: Sie und mich. Wir sind die Nachfahren der wenigen, die nicht im Kindbett gestorben sind, die das Glück hatten, Infektionen auszukurieren und tödlichen Verletzungen zu entgehen, die nicht verhungert sind, ermordet oder von Raubtieren gerissen wurden. Sie und ich sind die letzte Verbindung in direkter Linie zu jenen Menschen, die übrig blieben, nachdem sich der Rauch über den Schlachtfeldern verzogen hatte und Infektionswellen und Hungersnöte verebbt waren.

Wenn man nur kurz darüber nachdenkt, dann liegt es auf der Hand, dass keiner Ihrer Vorfahren starb, ehe er es schaffte, Kinder in die Welt zu setzen. Doch dieser Umstand hat Folgen, die alles andere als selbsterklärend sind. Diejenigen von Evas Nachkommen, die sensibel auf Gefahren reagierten und besonders aufmerksam waren, wenn es irgendwo im Gebüsch raschelte – weil dort vielleicht ein Löwe lauerte –, hatten im Überlebenskampf bessere Karten als andere. Und weil Sie und ich Nachfahren dieser Überlebenden sind, verfügen auch wir über diese erhöhte Aufmerksamkeit. Jene Vorfahren wiederum, die eine starke Immunabwehr hatten, hatten bessere Chancen, eine Infektion auszukurieren. Deshalb haben die meisten von uns heute eine ausgezeichnete Immunabwehr – selbst wenn es sich im Winter manchmal nicht so anfühlen mag.

Eine weitere Folge der obigen Herleitung sind unsere mentalen Eigenschaften. All diejenigen von Evas Nachfahren, deren Wesenszüge ihnen halfen zu überleben, hatten bessere Aussichten, sich durchzuschlagen. Deshalb haben auch wir diese mentalen Eigenschaften. Dass wir in direkter Erbfolge dieser Überlebenden stehen und keiner unserer Vorfahren von einem Löwen gerissen wurde, einen falschen Schritt über eine Felskante machte oder verhungerte, bevor er selbst Kinder bekam, dürfte doch fast schon bedeuten, dass wir Superhelden sind: Wir müssten alle genauso klug sein wie die zweifache Nobelpreisträgerin Marie Curie, weise wie der geistige Anführer Mahatma Gandhi und kaltschnäuzig wie Jack Bauer aus der TV-Serie *24*. Aber sind wir das wirklich?

Anpassung

Mit dem Ausdruck *survival of the fittest* wird für gewöhnlich jemand assoziiert, der physisch wie psychisch in Topform ist. Doch hinsichtlich der Entwicklung des Menschen geht es bei *fit* mitnichten um eine gute physische oder psychische Verfassung (engl. *fit* – gesund, leistungsfähig), sondern vielmehr darum, sich dem Milieu, in dem man lebt, bestmöglich anzupassen (engl. *to fit* – zu etwas passen, anpassen). Deshalb können wir die Eigenschaften, die unseren Vorfahren halfen zu überleben und sich fortzupflanzen, auch nicht aus heutiger Sicht, von unserer heutigen Warte aus betrachten, sondern müssen unseren Erwägungen diejenige Welt zugrunde legen, in der wir in weiten Teilen der Menschheitsgeschichte gelebt haben.

Ob Evas Kinder stark, gesund, glücklich, hilfsbereit, auf Harmonie bedacht oder klug waren, hatte per se keinen Wert. In der beinharten Evolutionslogik zählte nur eines: dass sie überlebten und selbst Nachkommen zeugten. Diese Erkenntnis hat meinen Blick auf den Menschen komplett verändert. Unser Körper ist auf Überleben und Fortpflanzung ausgelegt, nicht auf Gesundheit. Und auch unser Gehirn ist auf Überleben und Fortpflanzung ausgelegt - nicht auf Wohlbefinden. Wie wir uns fühlen und welche Persönlichkeit wir haben, ob wir Freunde, genügend zu essen, ein Dach über dem Kopf oder andere Ressourcen haben, auf die wir zurückgreifen können – nichts davon spielt noch eine Rolle, wenn wir sterben. Oberste Priorität hat für unser Gehirn demnach, unser Überleben zu sichern. Und was genau muss dafür vermieden werden? In der nebenstehenden Tabelle sehen wir, woran der Mensch im Lauf seiner Geschichte gestorben ist und was genau Ihre und meine Vorfahren tunlichst vermeiden mussten.

Möglicherweise denken Sie gerade: »Und was hat das mit mir zu tun? Ich lebe schließlich nicht mehr als Jäger oder als Sammlerin.« Natürlich nicht – allerdings glauben Ihr Körper und Ihr Gehirn ebendies nach wie vor. Evolution geht nämlich so langsam vonstatten, dass es üblicherweise Zehn-, wenn nicht Hunderttausende Jahre dauert, ehe bei einer Spezies nennenswerte Entwicklungsschritte vollzogen werden. Das gilt auch für den Menschen. Die Lebensweise, die Sie und ich gewohnt sind, kommt in der Geschichte der Menschheit einem Wimpernschlag gleich und ist somit viel zu jung, als dass wir uns ihr bereits hätten anpassen können.

In Ihrem Facebook-Profil steht unter »Arbeit« womöglich, dass Sie Lehrerin oder Lehrer, Krankenschwester, Pfleger, IT-Entwicklerin, Verkäuferin, Klempner, Taxifahrer, Journalistin, Koch oder Ärztin sind. Rein biologisch betrachtet müsste dort tatsächlich »Jäger und Sammler« stehen, weil sich Ihr Körper und Ihr Gehirn in den vergangenen 10 000, 20 000 Jahren kaum verändert haben. *Wie* wenig wir uns verändert haben, ist womöglich das Allerwichtigste, was man über uns Menschen wissen muss. 5000 Jahre dokumentierter Geschichte und mindestens doppelt so viele Jahre zuvor sind von Menschen wie Ihnen und mir bevölkert, die genau wie Sie und ich in Wahrheit Jäger und Sammler waren. An welches Leben sind wir also *tatsächlich* angepasst?

250 000 Jahre in zwei Minuten

Es ist leicht, den Jäger-und-Sammler-Lebensstil als eine Art Huckleberry-Finn-Leben voller Abenteuer in unversehrter Naturlandschaft und in Gesellschaft einer überschaubaren, gleichberechtigten und eingeschworenen Gemeinschaft zu romantisieren. Dabei spricht einiges dafür, dass so ein Leben in vielfacher Hinsicht die Hölle war: Die durchschnittliche Lebenserwartung betrug rund 30 Jahre. Der Grund dafür war mitnichten, dass die meisten mit 30

Lebensweise	Jäger und Sammler	Ackerbau	industrialisiert	digitalisiert
Zeitalter	250 000–10 000 v. Chr.	10 000 v. Chr.–1800 n. Chr.	1800–1990	seit 1990
Lebenserwartung bei der Geburt	ca. 33 Jahre	ca. 33 Jahre	35 Jahre (1800) 77 Jahre (1990)	82 Jahre (Europa 2020)
häufigste Todesursachen	Infektionen, Hunger, Mord, Verbluten, Kindbett	Infektionen, Hunger, Mord, Verbluten, Kindbett	Infektionen, Kindbett, Verunreinigungen, Herzinfarkt, Krebs	Herzinfarkt, Krebs, Schlaganfall
Anteil an Menschheitsgeschichte	96 %	3,9 %	0,08 %	0,02 %

tot umfielen, sondern dass viele sehr viel früher ums Leben kamen: Die Hälfte starb noch vor dem zehnten Lebensjahr, meist während der Geburt oder an den Folgen einer Infektion. Auf all jene, die ihre Kindheit und Jugend überlebten, warteten Hunger, Verletzungen, Dürreperioden, Angriffe durch Raubtiere, weitere Infektionen, Unfälle und tödliche Auseinandersetzungen. Nur eine kleine Minderheit erreichte ein Alter, das unserem modernen Rentenalter entspricht, aber tatsächlich gab es selbst unter Jägern und Sammlern jene, die 70 oder sogar 80 Jahre alt wurden. Ein derart hohes Alter ist somit nichts Neues; neu ist jedoch, dass so *viele* so alt werden.

Vor ungefähr 10 000 Jahren passierte etwas, was als der größte Umbruch in der Menschheitsgeschichte gilt: Aus den nomadischen Jägern und Sammlern wurden sesshafte Bauern. Allerdings wurden Speere und Bogen nicht sofort durch Pflüge ersetzt; der Übergang von der nomadischen zur sesshaften Lebensweise vollzog sich allmählich über Jahrhunderte. Was die Lebensbedingungen der Bauern anging, kann man sie wohl folgendermaßen zusammenfassen: Sie waren schlimmer als je zuvor. Die durchschnittliche Lebenserwartung von rund 30 Jahren und die Gefahr, ums Leben zu kommen, blieben in etwa vergleichbar – nur der Hunger wurde womöglich zur geringeren Bedrohung. Stattdessen starben mehr Menschen durch Gewalttaten, vermutlich weil neue Anbaumethoden und Lagermöglichkeiten dazu führten, dass man sich um mehr Ressourcen streiten konnte. Es bildeten sich deutliche Hierarchien heraus, außerdem verbreiteten sich zunehmend ansteckende Krankheiten, worauf wir später noch einmal zurückkommen. Die Arbeit wurde monotoner, die Arbeitszeit länger. Die Ernährung war nun einseitiger und bestand aller Wahrscheinlichkeit nach aus Getreide zum Frühstück, Mittag- und Abendessen.

Renommierte Historiker und Philosophen haben den Übergang zur Agrargesellschaft als den größten Fehler des Menschen bezeichnet. Doch weshalb wurde dieser Schritt überhaupt vollzogen, wenn er doch weitenteils zu einer Verschlechterung der Lebensbedingungen führte? Der wichtigste Grund dürfte gewesen sein, dass man auf ein und derselben Bodenfläche mittels Ackerbau und Viehzucht mehr Menschen mit Kalorien versorgen konnte als durch die Jagd; doch wer mehr Münder zu stopfen hat, kann es sich nicht leisten, darüber zu klagen, dass die Nahrung einseitig ist, der Job langweilig oder dass jemand anderes sich einen Teil dessen nimmt, was man selbst mit viel Mühe erwirtschaftet hat.

Aber mehr Kalorien hieß auch, dass mehr Menschen sich satt essen konnten, und sobald sich nicht mehr alle ausschließlich darum kümmern mussten, Nahrung zusammenzutragen, konnten wir anfangen, uns zu spezialisieren. Technische Neuerungen und immer kompliziertere Siedlungsstrukturen kamen auf. All dies resultierte in explosivem Bevölkerungswachstum. Vor 10 000 Jahren – vor dem Übergang zur Agrargesellschaft – betrug die Weltbevölkerung gerade einmal fünf Millionen Menschen. Im

Jahr 1850 – wir steuerten auf die Hochindustrialisierung zu – waren es bereits 1,2 Milliarden: ein Wachstum um 30 000 Prozent innerhalb von 400 Generationen!

Doch zurück zu Eva, mit der dieses Kapitel begonnen hat und der wir nun erzählen wollen, dass in der Zukunft annähernd sämtliche Bedrohungen ausgemerzt wären; ihre entfernten Nachfahren würden in einer Welt leben, in der tödliche Infektionen die Ausnahme wären und im Prinzip auch niemand mehr befürchten müsste, von Raubtieren angegriffen zu werden. Es wäre überaus unwahrscheinlich, dass Frauen im Kindbett stürben, in sämtlichen Ecken der Welt wäre abwechslungs- und energiereiches Essen vorhanden – und selbst Langeweile käme nicht mehr auf, weil das gesammelte Weltwissen jederzeit zugänglich wäre.

Eva würde wahrscheinlich davon ausgehen, dass wir sie auf den Arm nehmen wollten. Aber wenn wir sie überzeugen könnten, dass ihre Nachfahren in den Genuss all dessen kämen, wäre sie bestimmt froh, weil ihre Mühen sich eines fernen Tages ausgezahlt hätten. Wenn wir ihr dann jedoch erzählten, dass es jedem achten Erwachsenen so schlecht ginge, dass er Medikamente nehmen müsste, hätte sie wohl nicht nur Schwierigkeiten, das Wort »Medikament« zu verstehen. Möglicherweise würde sie glauben, wir wären undankbar.

Aber sind wir das wirklich – undankbar –, weil wir nicht begreifen, wie gut es uns tatsächlich geht? Ich selbst empfinde mich mitunter wirklich so, wenn ich ohne triftigen Grund schwermütig bin. Und ich weiß nicht, wie oft mir

*Unser Körper ist
auf Überleben und
Fortpflanzung ausgelegt,
nicht auf Gesundheit.*

*Unser Gehirn ist
auf Überleben und
Fortpflanzung ausgelegt,
nicht auf Wohlbefinden.*

Patienten erzählt haben, dass sie sich für ihre Niedergeschlagenheit oder für Ängste schämten, obwohl im Grunde doch all ihre Bedürfnisse gestillt seien. Aber ganz so leicht ist es nicht – wir sind nicht einfach nur undankbar. Wie bereits erwähnt, sind Sie und ich Nachfahren der Überlebenden, und womöglich war es in deren und unseren Genen nie vorgesehen, dass wir glücklich sind.

Ich weiß, es klingt frustrierend, dass wir aufgrund unserer Evolutionsgeschichte genetisch so programmiert sein könnten, dass es uns mental schlecht gehen muss, dass wir angespannt und sogar angstgetrieben sein müssen, um mit dem nackten Leben davonzukommen. Trotzdem gibt es Dinge, die wir tun können, damit es uns besser geht, und die sehen wir uns im späteren Verlauf dieses Buches auch genauer an. Zunächst jedoch untersuchen wir, warum wir überhaupt Wohlbefinden, Angst, Gleichgültigkeit, Unlust, Freude, Ärger, Apathie oder Euphorie empfinden, wenn wir doch ebenso gut als Roboter umherziehen könnten. Aus welchem Grund haben wir Menschen überhaupt Gefühle?

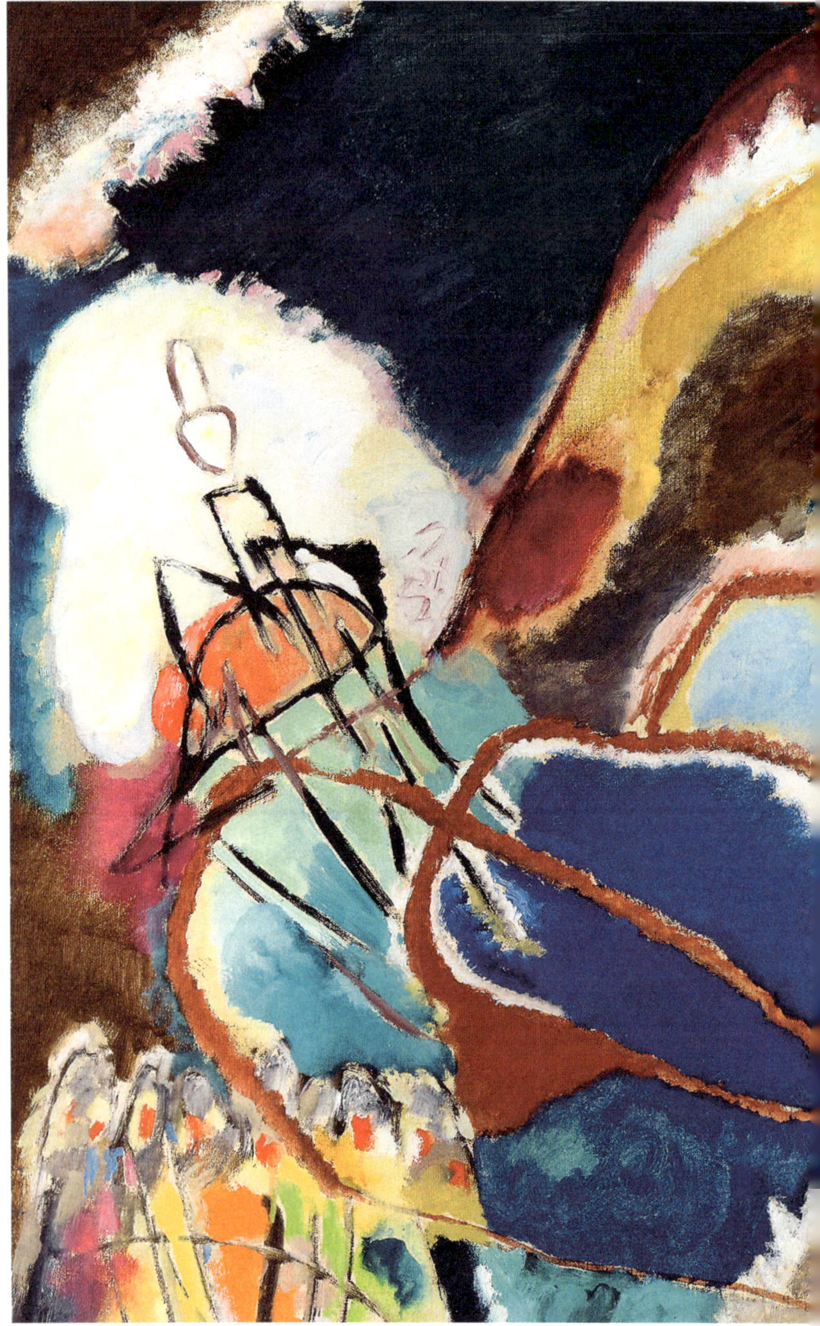

2. WARUM HABEN WIR GEFÜHLE?

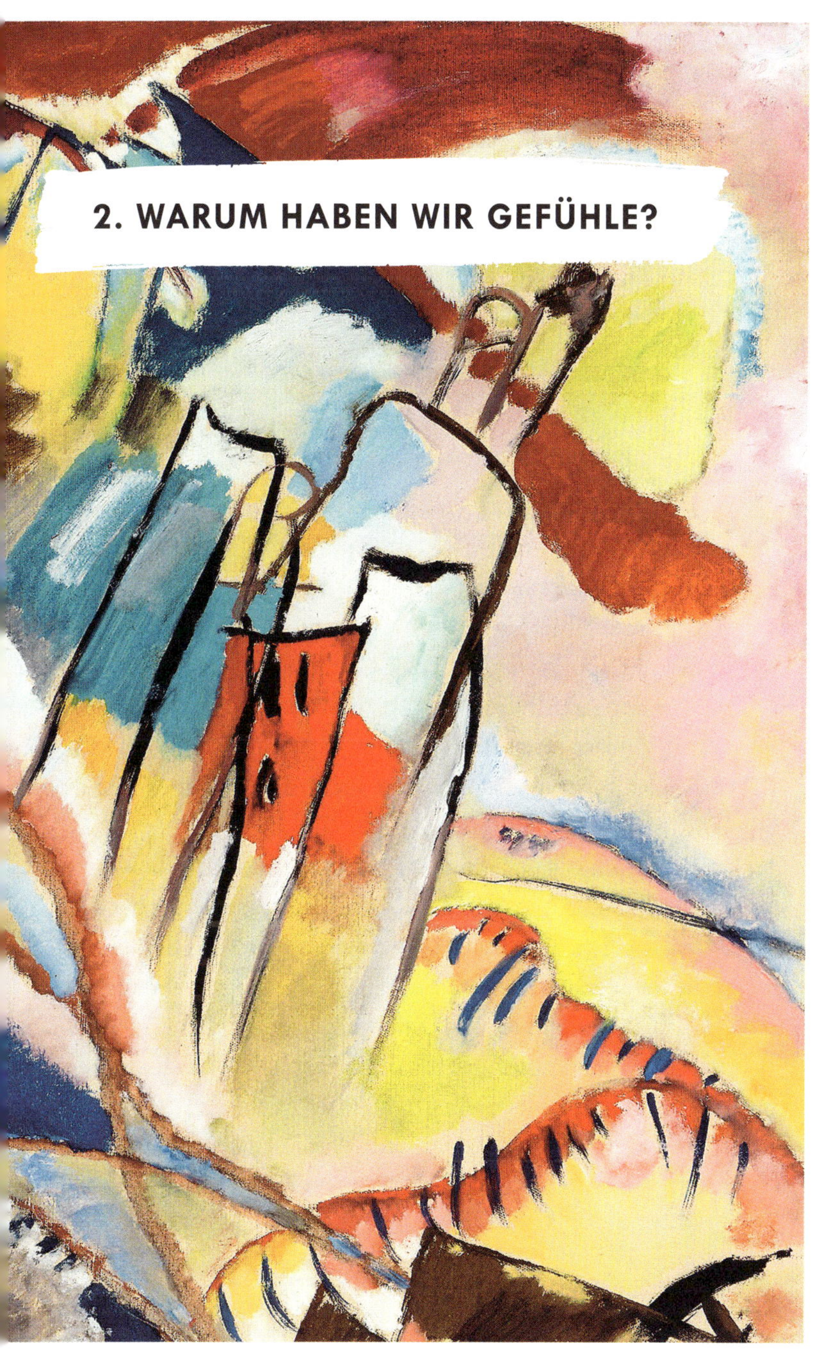

Wir sind keine denkenden Maschinen, die fühlen, sondern fühlende Maschinen, die denken.

ANTONIO DAMASIO,
NEUROWISSENSCHAFTLER UND AUTOR

STELLEN SIE SICH VOR, Sie eilen von der Arbeit nach Hause. Draußen gießt es in Strömen, es ist pechschwarz, trotzdem verschwenden Sie keinen Gedanken an das Novemberwetter: Sie müssen dringend Ihre Tochter aus dem Hort abholen, ehe er schließt, und noch mindestens zwei Stunden Arbeit dranhängen, dann einkaufen, Wäsche waschen – denn den Waschkeller hatten Sie doch für heute Abend reserviert? Aber war nicht der Trockner kaputt? Müssten Sie außerdem nicht noch ...?

Als Sie die Straße vor Ihrer Arbeitsstätte überqueren wollen, sind Sie mit den Gedanken komplett woanders. Doch plötzlich scheint eine unsichtbare Kraft Sie dazu zu zwingen, einen Schritt zurückzuweichen, und ein Bus donnert an Ihnen vorbei. Wie angewurzelt stehen Sie an der Bordsteinkante. Sie waren nur Zentimeter davon entfernt, überfahren zu werden. *Das war richtig knapp.* Ringsum hat niemand bemerkt, was gerade passiert ist, aber für Sie ist die Welt stehen geblieben. Der Regen vermischt sich mit

Ihren Schweißtropfen, und mit rasendem Puls dämmert Ihnen, dass Sie gerade um Haaresbreite dem Tod entkommen sind. *Es hätte genau hier zu Ende gehen können.* Zum Glück ist es nicht so gekommen – weil irgendetwas die Kontrolle übernommen und Sie aus Ihren Grübeleien über Deadlines, Waschzeiten und Wäschetrockner gerissen hat. Irgendetwas hat Ihnen zugeraunt, dass Sie einen Schritt zurückweichen sollen.

Die unsichtbare rettende Hand ist in etwa so groß wie eine Mandel und sitzt in den zur Mitte gelegenen Teilen Ihrer Schläfenlappen. In der Sprache der Mediziner heißt sie Amygdala oder auch Mandelkern. Sie hat bei so vielen Tätigkeiten die Finger im Spiel und so viele Verbindungen zu den verschiedensten Arealen des Gehirns, dass ich sie gerne als »die Patin des Hirns« bezeichne. Eine der wichtigsten Aufgaben der Amygdala besteht darin, Ihre Umgebung auf Gefahren abzusuchen, indem sie die Informationen durchforstet, die Ihre Sinnesorgane erfassen. Seh-, Hör-, Geschmacks- und Geruchssinn speisen die Amygdala auf direktem Wege, sodass sie jederzeit weiß, was Sie gerade sehen, hören, schmecken und riechen, noch bevor diese Informationen im Rest Ihres Gehirns angelangt sind.

Das Gehirn ist nur deshalb auf diese Weise organisiert, weil es ein paar Zehntelsekunden dauert, bis Signale über den Sehnerv ins Sehzentrum im Hinterhauptlappen transportiert werden, wo Sie sich schließlich dessen bewusst werden, was Sie im Augenblick visuell wahrnehmen. In einer Gefahrenlage können diese Zehntelsekunden den entscheidenden Unterschied zwischen Leben und Tod ausmachen. Sofern aber ein Impuls Ihrer Sinne bedrohlich genug ist, übernimmt die Amygdala die Kontrolle über das restliche Gehirn – beispielsweise wenn sich rasend schnell ein Bus nähert. Die Amygdala drückt auf den Alarmknopf, Sie treten einen Schritt zurück, und im selben Moment werden in Ihrem Körper Stresshormone ausgeschüttet. Das Ergebnis nennt sich im Englischen passenderweise *emotion*, weil es zugleich eine Bewegung beschreibt (engl. *motion*). Die subjektive Empfindung der Angst, die Sie verspüren, sobald Ihnen dämmert, dass Sie fast überfahren worden wären, nennt sich *feeling* – das Gefühl. Erst kommen also die Emotion und die Bewegung, anschließend kommt das Gefühl. Schauen wir uns nun genauer an, wie die Aktivierung der Amygdala dazu führen kann, dass Sie Angst verspüren, sobald Sie begreifen, dass Sie soeben um Haaresbreite dem Tod entkommen sind.

Verschmelzung der äußeren mit der inneren Welt

Wenn wir überlegen, wie unser Gehirn auf unsere Umwelt reagiert, denken wir meist an die physische Umwelt – etwa an den Bus, der auf Sie zugerast ist. Doch darüber hinaus gibt es eine Welt, die mindestens genauso wichtig ist und die unser Denkapparat ebenfalls sorgsam überwacht: unser Innenleben. Unter Stirn-, Scheitel- und Schläfenlappen versteckt liegt eines der faszinierendsten Areale des Gehirns: die Insula. Sie dient als eine Art Sammelstation und empfängt Informationen aus Ihrem Körper – die Herzfrequenz beispielsweise, Blutdruck, Blutzucker und Atemfrequenz. Sie erhält aber auch Übermittlungen der Sinnesorgane. In der Insula verschmelzen die äußere und die innere Welt – und aus dem Gemenge entstehen Gefühle.

Gefühle rollen also nicht nur deshalb über uns hinweg, weil ein Ereignis aus der Außenwelt eine Reaktion in uns auslöst. Sie werden an einer bestimmten Stelle im Gehirn überhaupt erst erschaffen, die äußere Ereignisse mit all dem kombiniert, was *in uns* vor sich geht. Auf dieser Basis empfiehlt das Gehirn uns ein Verhalten, anhand dessen wir überleben. Gefühle haben insofern nur eine Funktion: Sie sollen unser Verhalten steuern und auf diese Weise unser Überleben gewährleisten, damit wir unsere Gene an die nächste Generation weitergeben können.

Automatisierte Intelligenz

Ihre Augen liefern sekündlich mehr als zehn Millionen Informationen an Ihr Gehirn. Da liegt sozusagen ein dickes Superoptikkabel, das in einem fort Sinneseindrücke weiterleitet. Ähnlich dicke Kabel übermitteln Informationen ihres Gehör-, ihres Tast-, Geschmacks- und Geruchssinnes. Dazu kommen all die Informationen, die das Gehirn von Ihren inneren Organen bezieht. Es wird von Eindrücken regelrecht überschwemmt und hat schier unglaubliche Kapazitäten für die Bearbeitung. Allerdings gibt es auch eine Art Nadelöhr: Ihre Aufmerksamkeit. Sie können sich stets nur auf eine Sache konzentrieren und im Großen und Ganzen immer nur einen Gedanken auf einmal fassen. Deshalb erledigt Ihr Gehirn seinen Job auch gleichsam, ohne dass Sie es überhaupt mitbekommen – und liefert Ihnen eine Art Zusammenfassung in Form eines Gefühls. Stellen Sie sich Ihre Aufmerksamkeit vielleicht wie den Chef einer großen Firma vor: Wenn er seine Angestellten bittet, eine wichtige Frage zu klären, und diese kommen mit 15 Ordnern voller Dokumente zurück, wird der Chef vermutlich sagen: »Ich habe keine Zeit, das alles durchzusehen. Fassen Sie auf einer halben Seite zusammen, was ich Ihrer Ansicht nach unternehmen soll.« Unsere Gefühle sind genau diese Zusammenfassung, die eine Handlungsanweisung impliziert.

Vom Bananenbaum zur Küchenanrichte

Das Gehirn produziert nicht nur Gefühle, um unser Verhalten zu steuern, wenn es uns davor bewahren will, überfahren zu werden. Es produziert Gefühle in jedwedem Wachzustand unseres Lebens. Sehen wir uns ein etwas weniger dramatisches Beispiel als das von dem Bus an: Sie haben zu Hause die Küche betreten, und auf der Anrichte liegt eine Banane. Nun überlegen Sie, ob Sie Lust darauf haben. Was

IHR GEHIRN SIEHT ANDERS AUS ALS MEINES

Genau wie Gesicht und Körperbau bei jedem von uns anders aussehen, unterscheiden sich auch unsere Gehirne, und die Insula ist einer der Teile des Hirns, die bei verschiedenen Individuen vor allem hinsichtlich der Größe voneinander abweichen. Weil die Insula wesentlich ist, um Signale aus dem Körper zu empfangen und in Gefühle umzusetzen, glauben einige Wissenschaftler, dass der Größenunterschied entscheidend dafür sein könnte, warum wir Botschaften unseres Organismus unterschiedlich stark erleben. Für einige ist der Lautstärkeregler für Signale aus dem eigenen Körper gewissermaßen hochgedreht, deshalb spüren sie etwa ein Magengrummeln, einen erhöhten Puls oder Rückenschmerzen besonders stark. Bei anderen ist der Regler eher heruntergedimmt: Sie bemerken derlei Signale kaum.

Es gibt überdies spannende Untersuchungen, die auf eine Korrelation von Größe sowie Aktivität der Insula und gewissen Persönlichkeitsausprägungen hindeuten. Neurotizismus beispielsweise – die Neigung, auf negative Eindrücke besonders stark zu reagieren – scheint mit der Aktivität der Insula zu korrelieren. Dass Größen- und Aktivitätsunterschiede zu verschiedenen Persönlichkeitszügen beitragen und sich darin niederschlagen, wie stark wir auf körperliche Signale reagieren, kann uns zu der Annahme verleiten, dass es eine »Norm« für die Insula gäbe. Doch eine solche Norm gibt es ebenso wenig wie ein »normales« Gehirn. Bei einem »Herdentier« wie dem Menschen *sollen* Gehirne unterschiedlich sein. Vermutlich ist für das Überleben unserer Spezies sogar entscheidend, dass in der Herde verschiedene Eigenschaften und Gefühle vorhanden sind.

passiert bei einer so alltäglichen Entscheidung in unserem Gehirn? Zunächst ruft es Informationen zum Energie- und Nährwert der Banane ab. Anschließend braucht es Informationen aus den Energiespeichern im Körper – und ob diese aufgefüllt werden sollten. Als Nächstes stellt sich das Gehirn die Frage, ob eine Banane zu letztgenanntem Zweck geeignet wäre.

Es wäre natürlich ungeheuer anstrengend, diese Rechnung jedes Mal bewusst durchzuspielen, wenn wir darüber nachdenken, etwas zu essen. Deshalb unternimmt Ihr Gehirn diese Aufgabe, ohne dass Sie sich dessen bewusst wären. Es wägt die relevanten Faktoren ab und spuckt eine Antwort aus. Und genau hier kommen unsere Gefühle ins Spiel, denn die Antwort verspüren wir als Gefühl: Sie bekommen entweder Hunger und essen die Banane, oder Sie fühlen sich satt und lassen sie liegen.

Wenn Eva, von der eingangs die Rede war, vor der Wahl gestanden hätte, einen Bananenbaum emporzuklettern, hätte auch sie unterschiedliche Faktoren abwägen müssen: Wie viele Bananen hängen dort? Sind sie schon groß und reif genug? Sind Evas Energiedepots voll, oder braucht sie dringend etwas zu essen? Ist sie überhaupt imstande, an dem Baum emporzuklettern? Außerdem muss sie die Risiken abwägen: wie hoch die Bananen hängen, wie schwierig es ist, dort hinaufzuklettern, und ob Raubtiere in der Nähe lauern.

Natürlich hätte Eva nicht Papier und Stift zur Hand genommen oder ein Excel-Sheet aufgerufen, um das Ergebnis zu berechnen. Sie hätte – genau wie Sie – die Berechnung ihrem Gehirn überlassen und das Ergebnis in Form eines Gefühls erhalten: Ist das Risiko, sich zu verletzen, nur hinreichend gering und hängt der Baum voller Bananenbüschel – oder ist ihr Energiebedarf riesig –, fühlt sie sich mutig und beschließt hinaufzuklettern. Ist das Risiko hingegen hoch und die »Beute« mickrig oder sind ihre Energiedepots gefüllt, erhält sie die Antwort in Form eines Gefühls der Angst oder Sättigung und sieht vom Klettern ab.

Auch wenn diese Rechnung im Angesicht des Bananenbaums an sich die gleiche ist wie bei Ihnen an der Küchenanrichte, gibt es doch einen entscheidenden Unterschied: Es spielt keine wesentliche Rolle, ob Ihre Rechnung in der Küche ein falsches Ergebnis erzielt, denn wenn Sie die Banane fürs Erste liegen lassen, können Sie sie später immer noch essen. Diesen Luxus hat Eva nicht: Wenn ihre Berechnung fehlschlägt und sie übermütig reagiert, indem sie es darauf ankommen lässt, riskiert sie Kopf und Kragen. Wenn ihre Berechnungen indes in die andere Richtung fehlschlagen, wenn sie übertrieben vorsichtig ist und die Gelegenheit verstreichen lässt, riskiert sie den Hungertod. Nur diejenigen unserer Vorfahren, die von ihren Gefühlen richtig angeleitet wurden – und mit »richtig« meine ich: hinsichtlich ihres Überlebens und der Fortpflanzung –, haben überlebt und ihre Gene weitervererbt. Und so haben sie Generation um Generation weitergemacht – Jahrtausend um Jahrtausend.

Gefühle haben
im Wesentlichen
eine Funktion: Sie sollen
unser Verhalten
steuern und auf diese
Weise unser Überleben
gewährleisten, damit
wir unsere Gene an
die nächste Generation
weitergeben können.

Gefühle sind insofern kein diffuses Phänomen, ohne das wir besser dran wären. Sie entstehen im Gehirn, um unser Verhalten zu steuern, und wurden Jahrmillionen der schonungslosen evolutionären Selektion unterzogen. Diejenigen Gefühle, die uns zu ungeeignetem Verhalten antrieben – ungeeignet hinsichtlich unseres Überlebens –, wurden aus dem Genpool geworfen, und zwar aus einem einfachen Grund: weil man mit derlei Gefühlen keine guten Überlebensaussichten hatte. Biologisch betrachtet sind Gefühle Milliarden Gehirnzellen, die biochemische Stoffe austauschen und uns zu demjenigen Verhalten anhalten, das unser Überleben und die Reproduktion sicherstellt. Poetisch formuliert sind Gefühle die Einflüsterungen Tausender Generationen aus Vorfahren, die wider alle Wahrscheinlichkeit dem Hungertod, einer tödlichen Infektion und anderen Unglücken entgangen sind.

Deshalb währt das Glück nicht ewig

Was ich soeben beschrieben habe, hilft uns zu verstehen, warum es uns psychisch nicht dauerhaft gut gehen darf: Denn nehmen wir an, Eva hätte sich dafür entschieden, auf den Baum zu klettern und Bananen zu ernten. Vergnügt hätte sie sich niedergelassen und gegessen – aber wie lange hätte sie es sich leisten können, vergnügt zu sein? Nicht sonderlich lange. Wenn der Klettereinsatz sie über Monate frohgemut gestimmt hätte, hätte sie keinerlei Motivation verspürt, erneut nach Essen zu suchen, und wäre verhungert.

Was im Umkehrschluss heißt: Gefühle des Wohlbefindens *müssen* vorübergehend sein, weil sie sonst ihren Zweck nicht erfüllen – uns anzutreiben. Die meisten von uns kennen das nur zu gut: Wir glauben, wenn wir bei der Arbeit nur diese oder jene Aufgabe hätten, ein neues Auto, ein höheres Gehalt oder das perfekte Badezimmer, wären wir für alle Zeiten glücklich und zufrieden. Doch sobald sich einer dieser Wünsche erfüllt, zeigt sich mit einem Mal, dass die Zufriedenheit merkwürdig schnell von neuen Wünschen – nach einem noch attraktiveren Arbeitsbereich, einem noch höheren Gehalt – verdrängt wird. Es ist einfach nie genug.

Mit zuoberst auf der Liste der Dinge, die wir im Leben als am wichtigsten erachten, steht stets, dass es uns gut gehen soll. Doch Gesundheit und Wohlbefinden sind nur zwei von zahlreichen Werkzeugen in der evolutionären Werkzeugkiste – und sie sind ineffektive Werkzeuge, wenn sie von Dauer sind. Die Erwartung, sich auf ewig gut zu fühlen, wäre daher ebenso unrealistisch wie die Erwartung, dass die Banane auf der Küchentheke Sie für den Rest Ihres Lebens satt machen könnte. So sind wir schlichtweg nicht gebaut.

Es sind aber nicht nur Gefühle, die anders funktionieren, als wir glauben. Psychologische und neurowissenschaftliche Studien haben nachgewiesen, dass das Gehirn auch unser Gedächtnis verändert. Es blendet unangenehme Wahrheiten aus, damit es uns leichter fällt, uns einer Gruppe zugehörig zu fühlen. Es täuscht uns nicht selten vor, dass wir besser wären, kompetenter und sozialer, als wir es in Wahrheit sind - mitunter aber eben auch, dass wir völlig wertlos wären. Unser Gehirn lässt nicht zu, dass wir die Welt so wahrnehmen, wie sie objektiv ist. Es hat eine wichtigere, klar zugeschnittene Aufgabe - unser Überleben zu sichern - und zeigt uns die Welt, so wie wir sie sehen *müssen*, um darin überleben zu können. Was uns zur größten Gefühlsgeißel des Menschen führt: zur Angst.

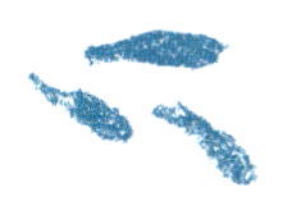

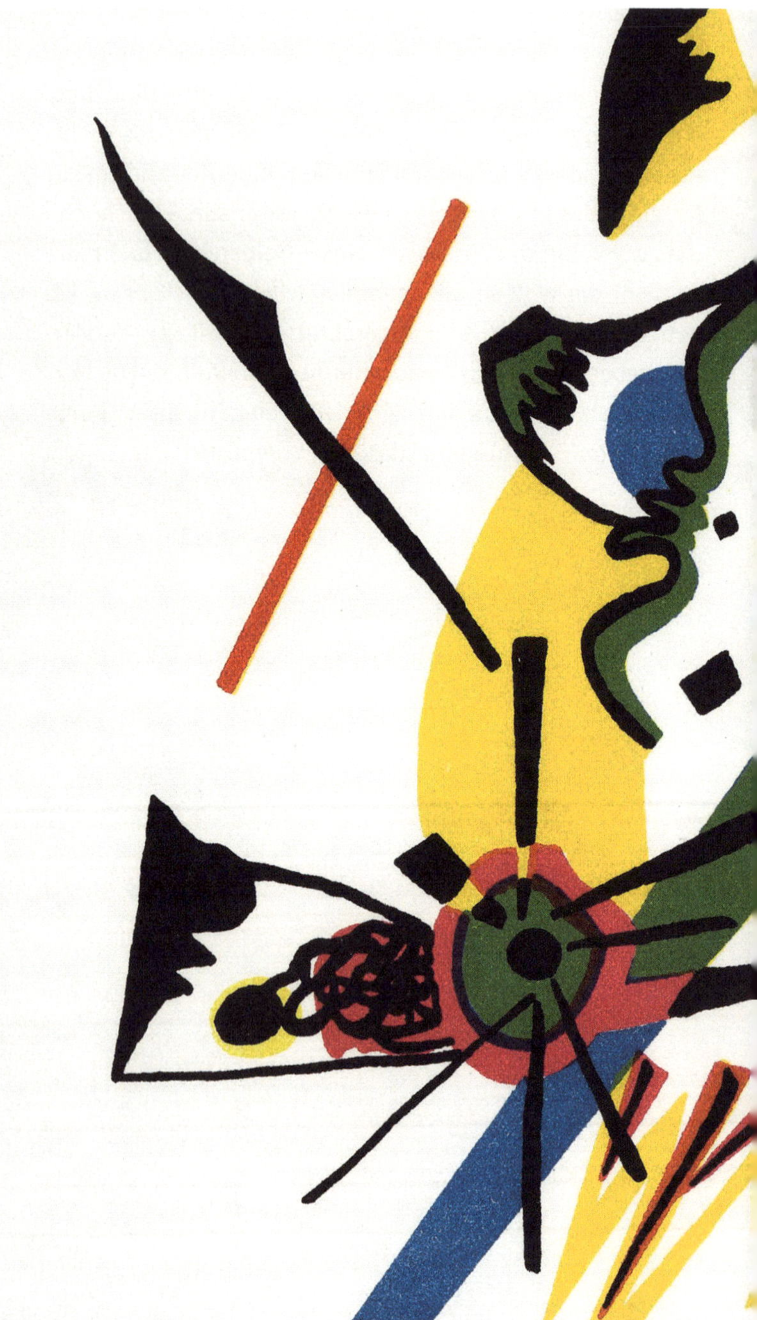

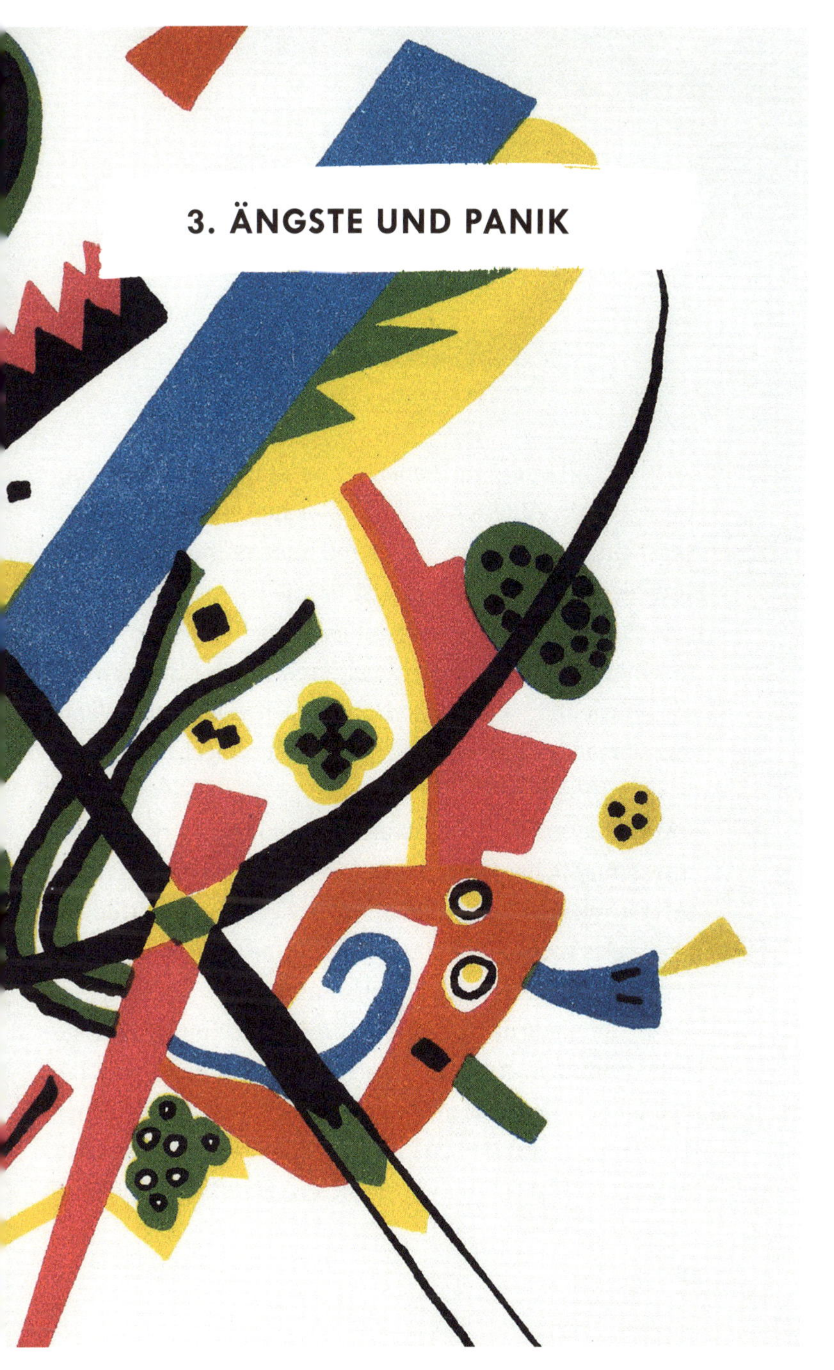

3. ÄNGSTE UND PANIK

Ich habe viel Schlimmes im Leben durchgemacht, und einiges davon ist tatsächlich passiert.

MARK TWAIN

AUCH SIE HABEN im Leben unter Garantie schon mal Angst gehabt. Wie ich mir da so sicher sein kann? Weil Angst ein genauso natürlicher Teil unserer Biologie ist wie Hunger oder Müdigkeit. Angst ist die intensiv unbehagliche Empfindung, dass irgendetwas nicht stimmt – oder um einen klugen Patienten zu zitieren: Angst fühlt sich an, »als würde man aus seiner Haut kriechen wollen«. Wenn eine Person sagt, dass es ihr psychisch schlecht gehe, hat sie in der Regel Angst.

Wir alle erleben Angst unterschiedlich stark und in unterschiedlicher Form. Manche schleppen dauerhaft eine unterschwellige Besorgnis mit sich herum, als würde irgendetwas verhindern, dass sie zur Ruhe kommen. Bei anderen schlägt die Angst plötzlich und unerwartet zu. Für einen Teil von uns ist Angst mit einer bestimmten Tätigkeit verbunden, etwa mit dem Sprechen vor Publikum. Einige sehen eine Reihe mehr oder weniger wahrscheinlicher Katastrophen auf sich zukommen: dass beispielsweise das Flugzeug abstürzt, in dem sie sitzen, die Kinder entführt oder sie selbst gekündigt werden, sodass sie ihr Eigenheim verkaufen müssen.

Die beste Art, derlei Ängste zu beschreiben, ist wohl als »vorweggenommener Stress«. Wenn Sie von Ihrem Chef getadelt werden, verursacht dies Stress. Sobald Sie sich fragen: »Was passiert, wenn mein Chef mich gleich tadelt?«, ist es Angst. Die Reaktion in Gehirn und Körper ist ein und dieselbe, nur dass Stress angesichts einer Bedrohung entsteht und Angst, indem wir uns ausmalen, dass etwas zur Bedrohung werden *könnte.* In der Praxis gibt es ebenso viele Ausprägungen von Angst, wie es Menschen gibt. Angst ist im Grunde eine Methode unseres Gehirns, uns zu signalisieren, dass etwas nicht stimmt – und im selben Moment setzt das Stresssystem ein. Dieses Etwas kann dabei ebenso vage wie unrealistisch sein. Das Gehirn liebt es nämlich, uns einzureden, dass etwas nicht stimmt.

»Etwas stimmt nicht mit mir«

Ein 26-jähriger Patient erzählte mir in der Praxis das Folgende:

Ich hatte vor einem wichtigen Meeting schlecht geschlafen und stand unter Strom. Als ich um kurz nach 8 Uhr in die U-Bahn einstieg, brauchte ich einen Sitzplatz, um einen letzten Blick auf ein paar Unterlagen zu werfen, nur leider war die U-Bahn brechend voll. Zwischen Stadion und Technischer Hochschule ist der Zug plötzlich stehen geblieben, und das Licht im Waggon ging aus. Ich geriet in Panik – schlimmer als jemals zuvor in meinem Leben. Mein Herz hämmerte wie wild, mir gingen tausend Sachen auf einmal durch den Kopf, und es fühlte sich an, als wäre da eine Barriere zwischen mir und der Außenwelt. Ich hatte Schmerzen in der Brust und bekam nicht mehr richtig Luft. Ich wollte einfach nur raus aus diesem dunklen, stehenden, verschlossenen Waggon. Ich ging in die Hocke und hatte bloß einen Gedanken: dass ich einen Herzinfarkt gehabt hätte und sterben würde.

Die Leute starrten mich an. Einige zeigten auf mich und tuschelten. Diejenigen, die am nächsten um mich herumstanden, wichen zurück. Irgendwann beugte sich eine freundliche ältere Dame zu mir herunter und fragte, was los sei, aber ich konnte nicht mal mehr antworten. Ich konnte gerade noch denken: Wie tragisch, dass es ausgerechnet in der U-Bahn mit mir zu Ende geht.

Als die Bahn endlich wieder anfuhr, hatte irgendwer die 112 verständigt, und an der nächsten Station warteten bereits Sanitäter. Drei Stunden später saß ich im St.-Georg-Krankenhaus in der Notaufnahme und wartete auf die Untersuchungsergebnisse. Ich hatte keinen Herzinfarkt gehabt – EKG und Blutproben waren unauffällig –, sondern der Ärztin zufolge eine Panikattacke. Sie fragte, wie es mir inzwischen gehe, und riet mir, einen Psychotherapeuten aufzusuchen. Ich bat sie, das EKG nochmals zu prüfen – irgendwas konnte daran doch nicht stimmen. Aber sie meinte bloß, es sei damit alles in Ordnung – und dass sie öfter mit Leuten in meiner Lage zu tun habe.

Als ich den Patienten eine Woche später abermals traf, erzählte er mir, dass er in letzter Zeit durchaus häufiger Stress gehabt habe – in Form von Deadlines und einer Beziehungskrise –, trotzdem könne er nicht begreifen, wie dies zu einer so plötzlichen, lähmenden Angst habe führen können. Und ausgerechnet in der U-Bahn! Für ihn war es ein klares Zeichen dafür, dass mit ihm etwas nicht stimmte.

*

Rund ein Viertel von uns erleidet früher oder später im Leben eine Panikattacke, die intensivste Ausprägung der Angst. Sie äußert sich in überwältigendem Unwohlsein, Herzrasen, Atemnot und dem lähmenden Gefühl, nichts mehr unter Kontrolle zu haben. Zwischen 3 und 5 Prozent der Bevölkerung erleiden wiederholt Panikattacken und schränken daraufhin ihr Leben ein: Sie meiden U-Bahnen, Busse, zu volle Orte oder weitläufige Plätze. Diese sogenannte Erwartungsangst kann zu ebenso großem Leid führen wie die Panikattacke an sich.

Bei der ersten Attacke dieser Art landen viele in der Notaufnahme und sind sich sicher, einen Herzinfarkt erlitten zu haben. Sobald wir Mediziner feststellen, dass es sich stattdessen um eine Panikattacke handelt, versichern wir dem Patienten zunächst, dass so etwas nicht lebensbedrohlich ist: Weder bleibt das Herz stehen, noch stellt die Lunge ihren Dienst ein, auch wenn es sich zeitweilig so anfühlen mag. Die meisten Patientinnen und Patienten mit heftigen Angstzuständen sind davon überzeugt, dass sie in Lebensgefahr schweben. Schauen wir uns deshalb genauer an, was während einer Panikattacke in unserem Körper und im Gehirn passiert.

Vieles deutet darauf hin, dass derlei Attacken in der Amygdala angestoßen werden, die ich im vorigen Kapitel erwähnt habe und die unter anderem dafür zuständig ist, Gefahren in der Umgebung zu wittern. Die Amygdala schlägt bei einer potenziellen Bedrohung Alarm, der Körper reagiert, indem er in den *fight-or-flight*-Modus (»Kampf oder Flucht«) schaltet, und unser Stressregler fährt hoch, sodass Puls und Atemfrequenz ansteigen. Das Gehirn deutet diese Signale des Körpers irrigerweise als Zeichen dafür, dass wirklich etwas Bedrohliches passiert, und jagt das Stresssystem abermals höher. Puls und Atmung beschleunigen umso mehr, was das Gehirn – wiederum fälschlich – als umso klareren Hinweis interpretiert, dass etwas Bedrohliches vor sich geht. Auf diese Weise geraten wir in einen Teufelskreis, der unweigerlich in einer Panikattacke endet.

Das Feuermelderprinzip

Nun könnte man annehmen, eine derartige Rückkopplung aus Fehlinterpretationen im Gehirn bedeutet, dass mit uns tatsächlich etwas nicht stimmt – aber sehen wir uns die Reaktion meines Patienten von der evolutionsbiologischen

Warte aus an. Der Motor der Panikattacke – die Amygdala – reagiert auf das flüchtigste Signal und arbeitet dabei nach einer Art »Feuermelderprinzip«. Wenn der Feuermelder unnötigerweise anspringt, wenn etwa Toastbrot verkohlt, ist das für uns akzeptabel, solange wir uns sicher sein können, dass er obendrein Alarm schlägt, falls es tatsächlich einmal brennt. Genau so funktioniert die Amygdala, die lieber einmal zu oft Alarm schlägt, um auf der sicheren Seite zu sein und nichts Gefährliches zu übersehen.

Aber was heißt »einmal zu oft« ganz konkret? Der US-amerikanische Psychiater Randolph Nesse erklärt es folgendermaßen: Nehmen wir an, Sie befinden sich in der Savanne, und es raschelt im Gebüsch. Vermutlich ist es bloß der Wind, aber es besteht nichtsdestoweniger die – wenn auch unwahrscheinliche – Möglichkeit, dass dort gerade ein Löwe zum Sprung ansetzt. Wenn Sie nun panisch davonrennen, kostet Sie das vielleicht hundert Kalorien, denn so viel verbrennt Ihr Körper in etwa, wenn Sie die Flucht ergreifen. So hoch ist Ihr Energieeinsatz, falls es tatsächlich nur der Wind war. Wenn Ihr Gehirn das Stresssystem jedoch *nicht* alarmiert und tatsächlich ein Löwe dort lauert, kostet Sie das 100 000 Kalorien – so viel verleibt sich der Löwe nämlich ein, indem er Sie auffrisst.

Dieser banalen Kalorienlogik zufolge darf das Gehirn sogar tausendmal häufiger Alarm schlagen, als nötig wäre. Man mag angesichts eines so konstruierten Beispiels das Gesicht verziehen, trotzdem dürfte so einleuchten, was die Folgen sind, wenn unsere innere Alarmanlage an eine lebensbedrohliche Welt angepasst ist: Derjenige, der überall Gefahren gewittert hat und jederzeit für eine bevorstehende Katastrophe gerüstet war, hatte bessere Überlebenschancen als eine Person, die entspannt reagierte und am Lagerfeuer sitzen blieb. Überall Gefahren zu sehen und in einem fort mit dem Worst Case zu rechnen, wird heutzutage als Angst bezeichnet. Das Stresssystem so jäh anzuwerfen, dass man das überwältigende Bedürfnis verspürt, die Flucht zu ergreifen, nennen wir heutzutage Panikattacke.

Somit braucht auch nicht jeder einzelne Anflug von Angst eine Funktion zu erfüllen. Der Bruchteil einer Panikattacke reichte einst aus, um uns das Leben zu retten und unser Gehirn so zu kalibrieren, dass es schon beim leisesten Zweifel eine drohende Gefahr vermeldete. Aus Sicht unseres Gehirns kann man die Panikattacke folglich als falschen Alarm deuten, aber eben auch als Zeichen dafür, dass es funktioniert, wie es sollte – genau wie der Feuermelder, der auch mal anspringt, wenn unser Toastbrot verkohlt. Dass das Stresssystem lieber einmal zu häufig anspringt als einmal zu selten, erfüllt somit einen Zweck und ist alles andere als eine Fehlfunktion.

Wenn ein derart empfindliches Stresssystem uns half zu überleben, kann man sich fragen, warum wir nicht die meiste Zeit bei der nichtigsten Kleinigkeit in Panik geraten. Wie kann jemand noch die U-Bahn betreten, ohne sofort um sein Leben zu fürchten? Sollten nicht jene unserer Vorfahren, die *extrem* vorsichtig waren, die besten

Chancen gehabt haben, dem hungrigen Löwen, der Giftschlange oder dem Sturz von der Klippe zu entgehen? Die Erklärung hierfür dürfte sein, dass alles in der Natur auf Kompromissen beruht und Kosten verursacht: Der lange Hals und die langen Beine der Giraffe sorgen dafür, dass sie an Laub herankommt, das andere Tiere nicht erreichen können; doch wenn die Beine *zu* lang werden, riskiert die Giraffe, sie sich zu brechen. Eine schlanke Antilope mag pfeilschnell sein, aber ohne Fettdepots hat sie keinerlei Reserven, von denen sie zehren kann, falls sie mal kein Futter findet. Wenn unsere Vorfahren überall Gefahren gesehen hätten, wäre zwar einerseits das Risiko geringer gewesen, zu verunglücken oder von einem Raubtier gerissen zu werden; wenn sie jedoch andererseits *alles* als bedrohlich empfunden und sich vor ihrem eigenen Schatten gefürchtet hätten, hätten sie womöglich nie den erforderlichen Mut aufgebracht, sich Nahrung zu beschaffen und sich fortzupflanzen.

Mit anderen Worten: Vorteilhafte Eigenschaften haben fast immer auch eine Kehrseite. Sie mögen einwenden, dass Panikattacken in einer U-Bahn gänzlich dysfunktional seien. Doch statt über die potenzielle Funktion in der heutigen Welt nachzudenken, sollten wir uns vielmehr fragen, in welchen historischen Situationen es wichtig war, mit Panik zu reagieren. Waren derlei Gegebenheiten häufig? Könnte es aus Überlebenssicht vorteilhaft gewesen sein, einen bestimmten Ort umgehend zu verlassen? Vermutlich lautet die Antwort in beiden Fällen: Ja.

Daher sollten wir auch nicht verwundert sein, dass unsere Überlebensstrategien spürbare Konsequenzen nach sich ziehen – wie die Panikattacke in der U-Bahn –, oder dass sie leicht zu triggern sind – »lieber einmal zu oft gewarnt als einmal zu wenig«.

Der wichtigste Grund, warum wir trotz unseres sicheren Lebens Angst empfinden, ist also, dass die Alarmbereitschaft unseres Gehirns in einer Welt kalibriert wurde, in der die Hälfte der Menschen noch vor Eintritt in die Pubertät starb. An jeder möglichen und unmöglichen Stelle Gefahren zu wittern, verbesserte in jener Welt die Aussichten zu überleben. Sie und ich sind Erben jener Überlebenden, und weil unsere Neigung, Angst zu empfinden, zu etwa 50 Prozent von unseren Genen bestimmt ist – denn so ist es tatsächlich –, empfinden die allermeisten von uns die Welt als gefährlicher, als sie tatsächlich ist.

Es ist also nicht überraschend, dass es Menschen gibt, die Angst haben. Viel überraschender ist, dass es Menschen gibt, die *keine* Angst haben. Starke Arme können schwer heben, starke Beine schnell laufen, aber ein starkes Gehirn ist nicht etwa immun gegen Stress, Schwierigkeiten und Einsamkeit, sondern tut alles, was es nur kann, um unser Überleben zu sichern: manchmal, indem es uns Gefühle der Besorgnis beschert, indem es uns empfiehlt, uns zurückzuziehen oder die Welt als gefährlich zu betrachten. Wenn wir glauben, dass derlei Symptome bedeuten, dass unser Gehirn nicht richtig funktioniert oder dass damit irgendwas ernsthaft verkehrt läuft, vergessen wir, worin seine wichtigste Funktion besteht. Wenn unsere Vorfahren keine leicht zu triggernde Angst gehabt hätten, wären Sie und ich gar nicht auf der Welt. Überlegen Sie mal: Was, wenn dies allen klar wäre? Denn genau wie mein Patient aus der U-Bahn sind viele Angstpatienten davon überzeugt, dass mit ihnen etwas nicht stimmt. Wenn sie alle einsehen würden, dass Angst vielmehr ein Zeichen dafür ist, gerade *dass* ihr Gehirn funktioniert, wie es soll, dürfte dies eine Beruhigung sein.

Der Mann, der in der U-Bahn eine Panikattacke erlitt, erzählte mir einige Zeit später, dass die Attacken seltener geworden seien, nachdem er begriffen habe, »dass es okay ist, wenn man mal eine Panikattacke bekommt«. Eine andere Patientin berichtete, es beruhige sie, sich in Erinnerung zu rufen, »dass das nur meine Amygdala ist, die gerade will, dass ich Angst habe«. Und nicht nur Panikattacken kann man auf diese Weise besser begreifen: Das Gleiche gilt auch für die posttraumatische Belastungsstörung (PTBS).

Schlimme Erinnerungen

Im Sommer 2005 arbeitete ich als Assistenzarzt in der psychiatrischen Notaufnahme. Eine meiner Patientinnen war eine gut 50-jährige Frau, die sieben Monate zuvor mit ihrer Familie in Thailand im Urlaub gewesen war und den Tsunami miterlebt hatte. Die Familie hatte zwar in einem höhergelegenen Hotel gewohnt und somit außer-

HISTORISCHE BEDROHUNGEN

Vielleicht sind Sie nach wie vor nicht recht überzeugt, dass Ihre Angst mit Ihrem evolutionären Erbe zu tun haben soll. Richten wir deshalb unser Augenmerk darauf, was bei uns Menschen Phobien auslöst, sprich: unverhältnismäßig starke Angstgefühle. Die gängigsten Phobien sind die Angst vor dem Sprechen vor Publikum, vor Höhe, engen Räumen, weiten Plätzen, Schlangen und Spinnen. Und der gemeinsame Nenner? Fast niemand stirbt heutzutage mehr daran – anders als in der Vergangenheit.

Nehmen wir den Schlangenbiss, der in Europa im Schnitt jährlich vier Personen das Leben kostet. Vergleichen wir ihn mit Verkehrsunfällen, denen europaweit 80 000 und weltweit gut 1,3 Millionen Menschen zum Opfer fallen. Angesichts dieser Zahlen dürfte im Grunde niemand mehr Angst vor Schlangen haben – vielmehr müssten wir allein beim Anblick eines Fahrzeugs so große Angst bekommen, dass wir panisch Reißaus nehmen. Oder nehmen wir das Lampenfieber: Es ist in höchstem Maße unwahrscheinlich, dass es Sie den Kopf kostet, wenn Sie bei einem 50. Geburtstag eine wirre Rede halten oder sich bei einem Schulreferat oder während eines Vortrags verhaspeln.

An den Folgen des Rauchens sterben jährlich weit über sieben Millionen Menschen. Mangelnde Bewegung trägt dazu bei, dass weltweit fünf Millionen Menschen zu früh sterben. Warum also droht vielen von uns ein mittlerer Nervenzusammenbruch, wenn wir vor anderen sprechen sollen, während wir angesichts von Tabakprodukten und bequemen Sofas nicht mit der Wimper zucken? Bewegungsmangel und Tabakkonsum haben historisch betrachtet nie eine Gefahr dargestellt, daher haben wir diesbezüglich auch keine Ängste entwickelt. Vor anderen das Wort zu ergreifen bedeutet hingegen, dass man sich dem Risiko aussetzt, aus einer Gemeinschaft ausgeschlossen zu werden – was historisch eng verknüpft war mit Lebensgefahr. Wenn Schlangen, große Höhe und das Sprechen vor Publikum bei vielen bis heute starke Ängste wecken, ist dies eins der deutlichsten Zeichen dafür, dass unsere Angstneigung aus einer vergangenen Welt stammt.

halb der unmittelbaren Gefahrenzone, doch als Krankenschwester suchte meine Patientin umgehend ein örtliches Krankenhaus auf und bot dort ihre Hilfe an. Sie musste schreckliche Szenen mitansehen und hatte es mit unzähligen Schwerverletzten und Toten zu tun, darunter auch zahlreichen Kindern.

Zurück in Schweden empfand sie anfangs eine leichte Unruhe, doch schon bald kehrte ihr Leben zur Normalität zurück. Einige Monate später jedoch fing meine Patientin an zu träumen, dass sie selbst und ihre Kinder ertranken. Die Albträume wurden mit der Zeit so unerträglich, dass sie kaum noch ins Bett gehen wollte. Auch tagsüber blitzten Erinnerungen aus dem thailändischen Krankenhaus auf, und bald ergriff sie Maßnahmen, um nicht mehr an jene Reise erinnert zu werden: Sie stornierte ihr Zeitungsabonnement, sah sich keine Nachrichten mehr an, aber das reichte nicht. Allein an dem Verwaltungsgebäude vorbeizugehen, in dem sie ihren Reisepass verlängert hatte, versetzte sie in Panik. In der Folge begann sie, immer mehr Orte zu meiden, und erlebte ihren Alltag als zunehmend eingeschränkt: »Es ist, als hätte ich die Kontrolle über mein eigenes Leben verloren, als wäre ich nicht mehr diejenige, die es in der Hand hat.«

Ganz offenkundig litt sie an einer posttraumatischen Belastungsstörung (PTBS), einer psychischen Erkrankung, die zur Folge hat, dass man wiederholt belastende Erinnerungen an ein traumatisches Ereignis vor sich sieht, das man selbst miterlebt oder beobachtet hat. Im Wachzustand überkommen einen die Erinnerungen in sogenannten Flashbacks, und wenn man schläft, manifestieren sie sich nicht selten in Albträumen. Bei einer posttraumatischen Belastungsstörung befindet man sich dauerhaft in Alarmbereitschaft und vermeidet alles, was auch nur entfernt an das Trauma erinnert. Der Begriff »posttraumatische Belastungsstörung« wurde im Zusammenhang mit aus dem Vietnamkrieg heimkehrenden US-Soldaten eingeführt; jüngeren Studien zufolge leiden bis zu 20 Prozent der US-Veteranen nach ihrem Einsatz an PTBS. Doch man muss keinen Krieg und keine Naturkatastrophe miterlebt haben, um an PTBS zu erkranken: Verletzungen etwa durch einen Überfall, Mobbing und sexuelle Belästigung können vergleichbare Folgen haben. Das Gleiche gilt für Opfer und Zeugen häuslicher Gewalt.

Traumatisiert zu sein bedeutet, dass das Gehirn glaubt, das Trauma setze sich fort, und so empfand es anscheinend auch meine Patientin. Es mag wie eine grausame Laune der Natur erscheinen, dass das Gehirn sie weiter in Alarmbereitschaft versetzte, indem es ihr die schmerzhaften Erinnerungen an Thailand Tag und Nacht vor Augen führte. Doch was bringt es, sich an etwas zu erinnern, was ein halbes Jahr zuvor auf einem anderen Kontinent passiert ist? Um zu verstehen, warum so etwas evolutionär nützlich ist, sollten wir uns genauer ansehen, was Erinnerungen eigentlich sind.

Erinnerungen – Leitfaden für die Zukunft

Im voranstehenden Kapitel konnten wir feststellen, dass unsere Gefühle sich entwickelt haben, um unser Überleben zu gewährleisten. Das Gleiche gilt für unser Erinnerungsvermögen: Wir erinnern uns, um zu überleben, nicht, um uns wieder vor Augen zu führen, was einst passiert ist. Unsere Erinnerung hat mit der Vergangenheit rein gar nichts zu tun, sie ist ein Hilfsmittel unseres Gehirns, um uns im Hier und Jetzt anzuleiten. In jedem Augenblick unseres Lebens durchsucht das Gehirn unser Gedächtnis, um uns auf den nächsten Schritt vorzubereiten. Dies funktioniert, indem das Gehirn jene Erinnerung auswählt, die es für am relevantesten hält und die am ehesten dem entspricht, was wir aktuell erleben. Deshalb kann uns das vergangene Weihnachtsfest klar vor Augen stehen, während wir in diesem Jahr Weihnachten feiern, obwohl es uns im Sommer bereits unendlich weit entfernt vorkam.

Das Gehirn hat ein schier unbegreifliches Fassungsvermögen, doch es kann natürlich nicht alles abspeichern, was wir erleben; dies würde nur dazu führen, dass wir langsamer dächten, weil das Gehirn dann jeden noch so flüchtigen Moment in unserem Leben durchforsten müsste. Das Gehirn wählt aus, was es abspeichert, und vollzieht diese Auswahl weitestgehend, während wir schlafen. Im Schlaf – insbesondere in den Tiefschlafphasen – sortiert es die Ereignisse des Tages und selektiert, was gespeichert – erinnert – und was aussortiert und vergessen werden soll.

Dabei geschieht die Auswahl alles andere als willkürlich. Das Gehirn priorisiert Erinnerungen, von denen es glaubt, dass sie für unser weiteres Überleben entscheidend sein könnten, insbesondere Erinnerungen, die mit Bedrohungen und Gefahren zu tun haben.

Die Amygdala, unsere kleine »Mandel«, die uns unter anderem vor Gefahren warnt, sitzt genau vor dem »Arbeitsspeicher« unseres Gehirns, dem Hippocampus. Die anatomische Nachbarschaft deutet bereits darauf hin, wie eng verknüpft ein starkes Gefühlserleben und unser Erinnerungsvermögen sind. Dass wir ein Ereignis als stark gefühlsbeladen empfinden, ist ein Hinweis darauf, dass das Ereignis für unser Überleben wesentlich ist – und unser Gehirn sich deshalb vorrangig daran erinnern muss. Sobald die Amygdala aktiviert ist – wenn beispielsweise Gefahr droht –, bekommt auch der Hippocampus ein entsprechendes Signal, damit wir uns später an das aktuelle Geschehen erinnern, woraufhin der Hippocampus eine klare, hochaufgelöste Erinnerung erzeugt. Sieben Monate nach dem Tsunami erinnerte sich meine Patientin so detailliert an jenes Ereignis, dass es sich für sie anfühlte, als wäre es gerade erst tags zuvor passiert. Dies ist auch der Grund, warum derlei Erinnerungen so schnell an die Oberfläche drängen und selbst durch Sinneseindrücke geweckt werden, die nur mittelbar mit dem traumatischen Erlebnis zusammenhängen – wie etwa der Anblick der Straße, in der meine Patientin vor ihrer Thailandreise ihren Reisepass abgeholt hat.

Starke Arme können schwer heben, aber ein starkes Gehirn ist nicht etwa immun gegen Stress, Schwierigkeiten und Einsamkeit, sondern tut alles, was es nur kann, um unser Überleben zu sichern.

Insofern ist ein Gehirn, das klare, leicht abzurufende Erinnerungen an traumatische Erlebnisse erzeugt, mitnichten krank, sondern im Gegenteil voll funktionstüchtig. Seine wichtigste Aufgabe ist schließlich sicherzustellen, dass wir überleben, selbst unter widrigsten Bedingungen. Das Gehirn tut alles, um dafür zu sorgen, dass wir nie wieder in eine vergleichbare Lage geraten. Sollte dies doch mal der Fall sein, liefert es uns die Erinnerung daran, wie wir die Situation beim letzten Mal gemeistert haben. Es mag seltsam klingen, dass eine Straße in Stockholm, wo niemand jemals von einer Flutwelle mitgerissen würde, Schreckensbilder aus Thailand zutage fördert. Wenn unser Gehirn trotzdem vor einer Flutwelle warnt, dann nur deshalb, weil es sich nicht für den Umstand entwickelt hat, dass wir per Flugzeug an einen 8000 Kilometer weit entfernten Ort reisen können.

Alles, was auch nur entfernt einem früheren Trauma gleicht, sorgt dafür, dass unser Gehirn die entsprechenden Erinnerungen abruft, um uns zu beschützen, was im Umkehrschluss dazu führt, dass es oft ausgerechnet jene Erinnerungen zutage fördert, die wir am liebsten vergessen würden – und das gilt für uns alle, nicht nur für PTBS-Patienten. Vielleicht haben auch Sie eine schmerzhafte Erinnerung, die in Ihrem Kopf immer wieder aufblitzt. In solchen Momenten versucht Ihr Gehirn, Sie vor einem vergleichbaren Ereignis zu bewahren. Indem Sie jene Erinnerung ein ums andere Mal vor sich sehen, erinnern Sie sich nämlich auch daran, wie Sie der Gefahr beim vorigen

Mal entgangen sind. Dass es Ihnen aufgrund dieser Erinnerung nicht sonderlich gut geht, spielt für unser Gehirn keine Rolle, weil es, wie bereits mehrfach erwähnt, für unser Überleben und nicht für unser Wohlbefinden zuständig ist.

Die Biologie hinter dem »Darüber-Reden«

Für all diejenigen, die an einer posttraumatischen Belastungsstörung leiden, ist es natürlich ein schwacher Trost, dass schmerzhafte Erinnerungen nur der fehlgeleitete gute Wille eines überbeschützenden Gehirns sind. Doch indem wir dessen Perspektive einnehmen, eröffnet sich uns nicht nur ein Verständnis dafür, was posttraumatischer Stress überhaupt ist. Wir bekommen auch den passenden Schlüssel an die Hand, wie wir diese Störung abfedern und wie ihr sogar abzuhelfen ist. Es hat sich nämlich gezeigt, dass jede Erinnerung, die wir abrufen, veränderlich und formbar ist. Erinnerungen wandeln sich, sobald wir über sie nachdenken.

Dies klingt zunächst vielleicht überraschend. Wir empfinden Erinnerungen wie YouTube-Clips, die wir aufrufen, uns ansehen, wieder zuklicken und später abermals aufrufen – und es sind ein und dieselben Clips wie zuvor. Psychologische Studien legen jedoch nahe, dass Erinnerungen eher wie Wikipedia-Seiten sind, die in einem fort aktualisiert und umgeschrieben werden, was vor allem dann passiert, wenn wir sie aufrufen – mit anderen Worten: sobald wir an sie denken.

Machen wir es an einem Beispiel fest. Denken Sie an Ihren ersten Schultag. Möglicherweise sehen Sie Ihre Klassenlehrerin vor der Schultafel in einem geschmückten Klassenzimmer im Spätsommer vor sich. Vielleicht erinnern Sie sich auch noch an Ihre Mitschülerinnen und Mitschüler, die sich dem Anlass entsprechend herausgeputzt haben. Eventuell können Sie sich sogar noch den Duft von Birkenreisig und das Kribbeln im Bauch ins Gedächtnis rufen, das mit Ihren Erwartungen und Eindrücken einherging. Im selben Moment, da Sie hier und jetzt an Ihre Einschulung zurückdenken, verändert sich Ihre Erinnerung ein klitzekleines bisschen – auf welche Weise, hängt davon ab, was Sie jetzt gerade erleben und fühlen. Ihre Gedanken an damals werden also eingefärbt durch Ihr derzeitiges Befinden. Wenn es Ihnen aktuell gut geht, wird die Erinnerung einen Hauch positiver, wenn es Ihnen schlecht geht, wird sie negativer.

Warum unser Gedächtnis auf diese Weise funktioniert, verstehen wir, sobald wir berücksichtigen, dass seine wichtigste Aufgabe darin besteht, unser Überleben zu gewährleisten – und nicht darin, ein zurückliegendes Erlebnis korrekt abzubilden. Nehmen wir an, Sie gehen in den Wald, werden von einem Wolf angefallen und können ihm knapp entkommen. Ihr Gehirn fabriziert aus der Attacke eine eindrückliche, leicht abrufbare Erinnerung, damit Sie die Stelle im Wald fortan meiden oder aber extrem wachsam und für die schnelle Flucht gewappnet sind, sofern Sie doch jemals wieder dort sein sollten. Stellen wir uns nun vor, dass Sie zu einem späteren Zeitpunkt an dieselbe Stelle zurückkehren, ohne dass dort ein Wolf auftaucht. Ebenso wenig bei Ihrem nächsten Besuch. Oder beim übernächsten. Die ursprüngliche Erinnerung wird modifiziert: Sie wird von einer extrem bedrohlichen zu einer etwas weniger bedrohlichen Erinnerung. Das Gehirn aktualisiert Ihre Erinnerung, damit Ihre Alarmbereitschaft der tatsächlichen Bedrohungslage besser entspricht. Wenn Sie an ein und derselben Stelle hundertmal gewesen und nur ein einziges Mal einem Wolf begegnet sind, stehen die Chancen immerhin recht gut, dass Ihnen auch beim einhundertersten Besuch kein Wolf begegnet.

Mit anderen Worten: Was wir normalerweise als klare Wiedergabe dessen, was geschehen ist, empfinden, ist aus Sicht unseres Gehirns nicht zwangsläufig eine exakte Erinnerung. Sie ist veränderlich und *muss* dies auch sein, und um die bestmögliche Handlungsanweisung daraus zu ziehen, muss sie dem Kontext entsprechend, in dem wir sie abrufen, jeweils aktualisiert werden.

Diese Erkenntnis können wir uns bei der posttraumatischen Belastungsstörung zunutze machen. Indem wir schlimme Erinnerungen in einem Kontext abrufen, in dem wir uns sicher fühlen, werden sie sich nach und nach verändern und weniger bedrohlich anfühlen. Sprechen Sie also darüber – aber tun Sie dies in einem Umfeld, in dem Sie sich ruhig und geborgen fühlen –, mit engen Freunden oder einem Therapeuten. Und nähern Sie sich Ihren

Erinnerungen behutsam. Wenn sie besonders schmerzhaft sind, kann ein guter erster Schritt sein, sie niederzuschreiben.

In einer sicheren Umgebung über schlimme Erlebnisse zu sprechen – über einen Unfall, Mobbing, Belästigung oder einen Übergriff –, erfüllt die gleiche Funktion, wie zu jener Stelle im Wald zurückzukehren, ohne dort auf einen Wolf zu stoßen. Langsam, aber sicher werden Ihre Erinnerungen weniger bedrohlich. Traumatische Erlebnisse verdrängen zu wollen, ist aus neurobiologischer Sicht allein deshalb keine gute Idee, weil sich die Erinnerung daran so niemals verändert. Sie bleibt in Stein gemeißelt.

Panikattacken und posttraumatische Belastungsstörungen, die womöglich schlimmsten Ausprägungen der Angst, sind folglich eine Maßnahme Ihres Gehirns, das Sie beschützen will. Das Gleiche gilt auch für andere Formen der Angst: Ihr Gehirn will lediglich, dass Sie vorsichtig sind, dass Ihre Sicherheit an erster Stelle kommt. Was uns zum Wichtigsten führt, was man über Angst wissen muss: Sie ist nicht gefährlich. Was nicht heißt, dass man sie bagatellisieren darf, ganz im Gegenteil: Angst ist für denjenigen, der darunter leidet, die Hölle. Jeder von uns, der schon einmal quälende Angst erlebt hat – in welcher Gestalt auch immer –, weiß, dass sie das ganze Leben überschatten und vergiften kann. Ängste »wegdenken« zu wollen wäre in etwa so, als wollten Sie einen Herbststurm umlenken, indem Sie in die entgegengesetzte Richtung pusten. Es ist vollkommen zwecklos.

Wir wissen, es ist extrem unwahrscheinlich, dass ein Flugzeug abstürzt; wir wissen, dass wir in einem U-Bahn-Waggon bei geschlossenen Türen nicht ersticken. Doch all das spielt keine Rolle. Die Angst zermalmt jedes logische Gegenargument und verhindert, dass wir an etwas anderes denken – aber genau das ist schließlich Sinn und Zweck von Angst. Wenn wir imstande wären, unsere Angst abzuschütteln, indem wir uns denken: »Sei einfach entspannt, statt dir Sorgen zu machen«, oder: »Denk einfach positiv«, würde es die Angst von Haus aus nicht geben. Wenn man Ängste mithilfe solcher Floskeln zerstreuen könnte, wären sie niemals ein hinreichend starkes Werkzeug gewesen, um unser Verhalten zu steuern.

Wann sollten Sie sich Hilfe suchen?

So gut wie jeder Mensch verspürt im Lauf seines Lebens Angst. Aber wo verläuft die Grenze zwischen »normaler« Angst und einem Ausmaß, bei dem Sie sich Hilfe suchen sollten? Eine gute Faustregel wäre, sich Hilfe zu suchen, sobald die Angst Ihr Leben einschränkt. Wenn Sie etwas tun wollen (nicht: wenn etwas von Ihnen erwartet wird!), Sie aber aufgrund starker Unbehaglichkeit davon Abstand nehmen – sei es eine Feier zu besuchen, unter Leute zu gehen, ins Kino, Theater, eine Reise zu unternehmen –, sollten Sie meines Erachtens Expertenrat einholen.

Wenn uns unwohl bei einer Sache ist, vermeiden wir sie

lieber. In einer Angsttherapie versucht man, genau dieses Muster zu durchbrechen: Indem Sie sich der Sache, die Ihnen Angst macht, behutsam und kontrolliert aussetzen, lernt Ihr Gehirn, dass es einen überempfindlichen Feuermelder hat, und kann seine Sensitivität allmählich drosseln. Indem Sie über schlimme Erinnerungen sprechen, werden diese modifiziert – allerdings dauert das seine Zeit. Wir sind schließlich darauf ausgelegt, bei einem Rascheln im Gebüsch davonzulaufen, um dem Angriff des Löwen zu entgehen. Um die Angst vor dem Sprechen vor Publikum loszuwerden, reicht es auch nicht, zwei-, dreimal in den sauren Apfel zu beißen. Es ist wesentlich mehr nötig, aber Übung erzielt auf lange Sicht gute Ergebnisse.

Die Grundlage annähernd jeder Angsttherapie ist die Erkenntnis, dass man die Welt als gefährlicher und bedrohlicher wahrnimmt, als sie tatsächlich ist, und dass man diesbezüglich nicht auf seine innere Stimme hören sollte. Doch es ist eine Sache, derlei Dinge zu lesen, und etwas ganz anderes, wirklich nicht mehr hinzuhören. Eine Taktik, die vielen meiner Patientinnen und Patienten geholfen hat, weniger auf ihre eigenen, angstdurchdrungenen Gedanken zu hören, war, ihre Ängste aus Sicht des Gehirns zu betrachten. Das will Ihnen nicht die Wirklichkeit zeigen, so wie sie ist, sondern so, wie wir sie sehen müssen, um zu überleben. Wenn wir die Welt also düster und bedrohlich zeichnen, heißt das nicht, dass wir »schwache Nerven« haben, sondern dass unser Gehirn mit Bravour genau das tut, wofür es da ist.

Den meisten, die sich in Therapie begeben, geht es hinterher besser. Als evolutionsbiologisch interessierter Psychiater habe ich großen Respekt davor, wie stark Angst sein kann und sein *soll*, um ihre ureigene Funktion zu erfüllen. Wenn ich aber sehe, wie die Therapie – besonders die kognitive Verhaltenstherapie – sich bei meinen Patienten niederschlägt, kennt meine Faszination für das fantastische Veränderungsvermögen unseres Gehirns keine Grenzen mehr. Aber Therapie ist nicht das Einzige, was funktioniert: Eine oft übersehene und überraschend effektive Behandlungsmethode bei fast allen Formen der Angst ist Bewegung – die darüber hinaus eine lange Reihe positiver Nebeneffekte mit sich bringt. Doch fangen Sie vorsichtig damit an – denn der erhöhte Puls kann vom Gehirn fälschlich als Bedrohung gedeutet werden und somit wiederum Beklemmung auslösen. Wie Sie Ihre ausgeprägte Tendenz zur Sorge am besten mittels körperlicher Aktivität in den Griff bekommen, sehen wir uns zu einem späteren Zeitpunkt genauer an. Vielen Angstpatienten kann überdies mithilfe von Antidepressiva geholfen werden. Überlegen Sie gemeinsam mit Ihrem behandelnden Arzt, ob eine Medikamentierung in Ihrem Fall sinnvoll sein könnte.

Verschiedene Behandlungsmethoden schließen einander nicht aus, und interessanterweise scheinen sie sich auch auf unterschiedliche Areale des Gehirns niederzuschlagen. Es scheint fast, als würden Bewegung und Medikamente die Alarmbereitschaft der tiefer liegenden Hirnareale drosseln – die der Amygdala beispielsweise. Eine

Therapie wiederum sorgt dafür, dass wir die höchstentwickelten Bereiche des Gehirns aktivieren, die Stirnlappen beispielsweise, und dass wir lernen, die Beunruhigung qua Überlegung zu kontrollieren, sobald sie sich bemerkbar macht. Für die meisten dürfte eine Kombination aus diesen Maßnahmen sinnvoll sein. In der Behandlung von Angststörungen kann eins plus eins vier oder fünf sein. Von je mehr Seiten man die Angst angreift, umso besser!

Vom Kindheitstrauma zum Verteidigungsmechanismus

In meiner Kindheit und Jugend war von »psychischer Gesundheit« kaum je die Rede. Mit dem Wort »Psychiatrie« assoziierte ich Zwangsjacken und Gummizellen, während »Angst« ein nebulöser Ausdruck war, über den ich rein gar nichts wusste und bei dem ich am ehesten an düstere Ingmar-Bergman-Filme dachte. Heutzutage gibt es auf Amazon 60 000 Bücher über Angst, und die Google-Suche nach *anxiety* ergibt über ungefähr 1 500 000 000 Ergebnisse – davon 20 000 000 allein aus der Zeit, in der ich dieses Kapitel verfasst habe. Man könnte glatt meinen, dass Angst etwas Neuartiges wäre, aber so ist es natürlich nicht. Bereits die Philosophen Epikur (3. Jh. v. Chr.), Cicero (rd. 50 v. Chr.) und Seneca (rd. 50 n. Chr.) beschrieben Angsterlebnisse, die beiden Letzteren sogar Methoden der Behandlung – quasi die frühesten Handlungsmanuale der kognitiven Verhaltenstherapie! Angst haben wir folglich seit Menschengedenken. Das Einzige, was sich seither verändert hat, ist unsere Sichtweise darauf.

Angst ist lange als Kehrseite unseres vorausschauenden Denkvermögens interpretiert worden: Je mehr potenzielle Entwicklungen wir uns ausmalen können, umso mehr Situationen, die wir vermeiden wollen. Mit unserem hoch entwickelten Gehirn können wir Unmengen unterschiedlicher Szenarien heraufbeschwören; wir können abschätzen, welche Entscheidungen und Handlungen zu welchen Konsequenzen führen. Dies hilft uns zu planen, ist aber auch ein Quell der Sorge – weil wir nun mal auch über Folgen nachdenken, die wir lieber vermeiden wollen. Angst ist also der Preis, den wir Menschen für unsere Intelligenz bezahlen.

Erst zu Beginn des 20. Jahrhunderts formulierte der österreichische Psychiater Sigmund Freud eine anderslautende Hypothese. Seiner Ansicht nach beruhte Angst oftmals auf verdrängten traumatischen Kindheitserinnerungen. Freud betrachtete die Psyche des Menschen als eine Art Schlachtfeld, auf dem gewisse Teile des Unterbewusstseins darum ringen, schmerzhafte Erinnerungen zurückzudrängen, während andere Teile sie ans Licht zerren wollen. Angst, so Freud, sei das Resultat dieses inneren Kampfes. Wenn wir die verdrängten schmerzhaften Erinnerungen nur identifizierten und bearbeiteten, würde der innere Kampf eingestellt und die Angst sich in Wohlgefallen auflösen.

Machen wir ein kleines Gedankenexperiment, um zu sehen, ob Freuds Vorstellung stimmt. Nehmen wir an, ich – der immer schon eine unruhige Seele war – hätte ihn im Wien der 1920er-Jahre in seiner Praxis um Hilfe aufgesucht. Freud hätte mich auf seiner Couch Platz nehmen lassen, sich über den grauen Bart gestrichen und mich gebeten, meine traumatischsten Kindheitserinnerungen zu schildern. Ich hätte geantwortet, dass ich keine besonders traumatischen Erinnerungen hätte, weil meine Kindheit im Großen und Ganzen harmonisch verlaufen sei.

»Da liegen Sie falsch«, hätte Freud erwidert. »Ihre neurotischen Neigungen beruhen auf dem Erleben und Verdrängen grausamer Dinge. Wenn Sie nur hinreichend Zeit auf meiner Couch verbringen, fördern wir irgendein unverarbeitetes Trauma zutage, das Sie unter den Teppich gekehrt haben, das wir aber gemeinsam bearbeiten können. Vielleicht erfahren wir ja, dass Ihre Eltern Sie an einem Badestrand aus dem Blick verloren haben. Vielleicht sind Sie mal verdroschen worden, als Sie Ihr Zimmer nicht aufgeräumt haben. Irgendwas wird da schon auftauchen, verlassen Sie sich darauf!«

ZWEI TRICKS GEGEN ANGST

1. ATMUNG. Wenn Sie starke Angst verspüren, setzen Sie Ihre Atmung bewusst ein: Durch ruhiges Ein- und langes Ausatmen sendet Ihr Körper Signale an Ihr Gehirn, dass keine Gefahr droht. Den Teil des Nervensystems, der steuert, wie unsere Organe arbeiten, können wir nicht mittels Willenskraft beeinflussen. Es wird als vegetatives Nervensystem bezeichnet und in zwei Teile untergliedert: das sympathische Nervensystem, das mit Kampf oder Flucht verbunden ist, und das parasympathische Nervensystem, das mit Verdauung und Ruhe verknüpft ist.

Unsere Atmung beeinflusst die Balance zwischen beiden Systemen. Während Sie einatmen, steigt die Aktivität des sympathischen Systems. Ihr Herz schlägt dann tatsächlich ein klein wenig schneller und kräftiger. Deshalb machen übrigens Leichtathleten ein paar schnelle Atemzüge, um sich vor einem Sprint aufzuputschen. Wenn wir ausatmen, steigt die Aktivität des parasympathischen Systems, weil die Herzfrequenz beim Ausatmen absinkt. Der Kampf-oder-Flucht-Impuls wird gedrosselt.

Sobald Sie spüren, dass die Angst Sie beschleicht, ziehen Sie sich für ein paar Minuten zurück und tun Sie ein paar ruhige, tiefe Atemzüge. Achten Sie insbesondere darauf, dass Sie länger aus- als einatmen. Als Faustregel gelten vier Sekunden Ein- und sechs Sekunden Ausatmung. Das ist länger, als es sich natürlich anfühlt. Versuchen Sie es also erst ein paarmal, um ein Gespür für die Zeit zu bekommen. Die sogenannte Tiefatmung – das langsame, bewusste Atmen – ist eine erstaunlich effektive Methode, das Gehirn zu überlisten und den Kampf-oder-Flucht-Impuls in Schach zu halten.

2. DAS PROBLEM IN WORTE FASSEN. Wenn die Tiefatmung nicht den gewünschten Effekt erzielt, gibt es noch einen weiteren Trick: Beschreiben Sie, was Sie fühlen. Der Stirnlappen (eigentlich sind es zwei, einer für jede Gehirnhälfte, aber ich verwende den Begriff lieber im Singular) sitzt unmittelbar hinter Ihrer Stirn und ist der am höchsten entwickelte Teil Ihres Gehirns. Vereinfacht ausgedrückt kann man den Stirnlappen in zwei Areale aufteilen: den *medialen*, der zwischen den Augen sitzt, und den *lateralen*, der in Richtung Schläfen verläuft. Der mediale ist selbstfokussiert, registriert die Geschehnisse im Körper und ist wesentlich für unsere Gefühle und unsere Handlungsmotivation. Der laterale Bereich ist der Teil des Gehirns, der sich am spätesten im Leben ausbildet. Er ist darauf konzentriert, was um uns herum vor sich geht, und zuständig für Planung und Problemlösung.

Spannenderweise hat die Aktivierung des Stirnlappens einen nachweislich dämpfenden Effekt auf die Amygdala.

Studien haben ergeben, dass der laterale Stirnlappen – also der Teil, der auf die äußere Umgebung ausgerichtet ist – aktiviert wird, sobald wir unsere Gefühle beschreiben. Und weil dies die Amygdala beruhigt, können Sie sich diesen Effekt zunutze machen und Ihre Gefühle regulieren.

Üben Sie also, Ihre Gefühle in Worte zu fassen, und versuchen Sie, dies so detailreich wie möglich zu tun. Je besser Sie darin werden, Ihre Gefühle zu beschreiben, umso leichter wird es Ihnen fallen, Ihre Gefühle quasi »von außen« zu betrachten, statt sich von ihnen mitreißen zu lassen.

Freuds großer Verdienst war zweifelsohne, dass er uns dazu gebracht hat, über unsere intimsten Gefühle zu reden, doch im Licht der heutigen Forschung erweisen sich seine Thesen zur Angst als absurd. Immer weniger Fachleute nehmen sie ernst, und das ist auch gut so, weil ihm zufolge stets die Eltern derer, die Angst haben, schuld daran sind. Es steht außer Frage, dass eine schwierige Kindheit das Risiko erhöht, eine Angststörung zu entwickeln. Starker Stress in den ersten Lebensjahren signalisiert dem Gehirn, dass unsere Umwelt lebensbedrohlich ist, was zur Folge hat, dass das Gehirn die Alarmbereitschaft erhöht und unser Feuermelder überempfindlich reagiert. Neurowissenschaftliche und psychologische Studien haben indes keinerlei Hinweise darauf gefunden, dass Angst auf verdrängten Kindheitserinnerungen beruhen könnte; vielmehr liegt unsere Neigung zu Ängsten fast zur Hälfte in unseren Genen begründet, sprich: Unsere Neigung zur Angst ist teilweise schon in uns angelegt, wenn wir das Licht der Welt erblicken.

Der Grund für diesen kleinen Exkurs mit dem Zweck, Freud infrage zu stellen, ist, dass er enorme Popularität erlangte, und das nicht nur unter Psychologen und Psychiatern. Er beeinflusste Schriftsteller, bildende Künstler, Filmregisseure – unter anderem Salvador Dalí sowie Stanley Kubrick und Alfred Hitchcock. Dank dieser seinerzeit tonangebenden Persönlichkeiten erfreuten sich Freuds Thesen einer so großen Verbreitung, dass sein Einfluss auf unsere Anschauung der Psyche gar nicht unter-

schätzt werden kann. Man sollte Freuds Theorien kennen, weil sie unsere Sichtweise auf die Angst verändert haben: Angst wurde nicht mehr als normaler Teil des Lebens betrachtet, sondern vielmehr als etwas Krankhaftes, das es auszumerzen galt.

Eine Sichtweise, die eher am heutigen Forschungsstand ausgerichtet ist, wäre, dass Angst ein natürlicher Schutzmechanismus ist, der uns vor Gefahren bewahrt, und darüber hinaus oftmals ein Zeichen, dass wir völlig normal funktionieren. Bei einigen von uns springt der Schutzmechanismus stärker an, und sie verspüren mehr Angst – dazu gehöre auch ich. Andere legen eine weniger ausgeprägte Schutzreaktion an den Tag und erleben Angst deutlich seltener. Doch annähernd jeder von uns erlebt mehr Angst, als objektiv nötig wäre.

Freuds Thesen zur Angst mögen tiefsinnig geklungen haben, waren aber tatsächlich nichts weiter als Mutmaßungen. Warum schlug er damit trotzdem so viele Zeitgenossen in seinen Bann? Vielleicht weil er uns die Hoffnung bescherte, wir könnten mit unseren Ängsten aufräumen? Die Vorstellung mag verlockend klingen, aber wie Sie inzwischen gelernt haben, ist sie nicht allzu realistisch, wenn man bedenkt, zu welchem Zweck sich der Mensch entwickelt hat.

*

Wenn Sie unter einer Angsterkrankung leiden, empfinden Sie dieses Kapitel hoffentlich nicht als Bagatellisierung oder Abwertung Ihres Problems – aber ich habe tatsächlich festgestellt, dass die biologische Sichtweise vielen helfen kann, einen distanzierteren Blick auf ihre Ängste zu entwickeln. Ich hatte Patientinnen und Patienten, die sich irgendwann sagen konnten: »Das ist nur meine Amygdala, die gerade spinnt«, oder: »Eine Panikattacke ist bloß ein Fehlalarm – und ein Zeichen, dass alles normal funktioniert«, und die diese Einsicht als beruhigend empfunden haben, denn auf solche Art und Weise wird Angst als weniger willkürlich empfunden, als weniger unvorhersehbar. Einige erleben sie sogar als folgerichtig, und sie wird zu etwas Begreiflichem, Normalem. Zu verstehen, dass die innere Aufgewühltheit sowohl einen Zweck hat als auch Gesetzmäßigkeiten, kann auch dazu führen, dass man das eigene Gefühlsleben quasi von einem Tribünenplatz aus betrachtet. Weil fast jede Therapie – sei es die kognitive Verhaltenstherapie oder die Psychoanalyse – mit sich bringt, dass man sich darin trainiert, sein Gefühlsleben von außen zu betrachten, bin ich zu dem Schluss gekommen, dass es die gleiche Funktion haben kann, seine Ängste aus Sicht des Gehirns zu beleuchten. Ähnlich wie in der Therapie nehmen wir eine Perspektive ein, aus der wir unsere Gefühle gleichsam von außen betrachten.

Wenn wir verstehen, dass die Angst nicht gefährlich ist, sondern lediglich da ist, um uns zu helfen, und wenn wir besser begreifen, welche neurobiologischen Knöpfe unser

Gehirn drückt, wird die Angst weniger bedrohlich. Je mehr wir über sie lernen, desto eher nimmt sie an Gefährlichkeit ab – und umso nachsichtiger werden wir mit uns selbst. Ich habe nicht selten erlebt, dass diese Herangehensweise bei vielen eine Art Mitgefühl mit sich selbst ausgelöst hat.

Trotz alledem: Wenn Sie unter Ihren Ängsten leiden, sollten Sie sich Hilfe suchen. Ständige Sorge und psychische Belastungen zu empfinden hat per se keinen Selbstwert. Denken Sie jedoch daran: Angst ist ein natürlicher Teil des Daseins und gewährleistet seit jeher unser Überleben. Wer glaubt, es könne ein Leben ganz ohne Ängste geben, wird zwangsläufig enttäuscht, weil die wenigsten von uns so funktionieren. Aber starke Beunruhigung zu empfinden bedeutet nicht, dass etwas mit uns nicht stimmt.

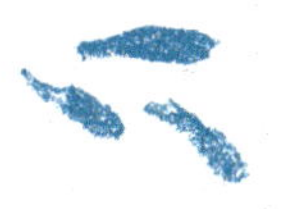

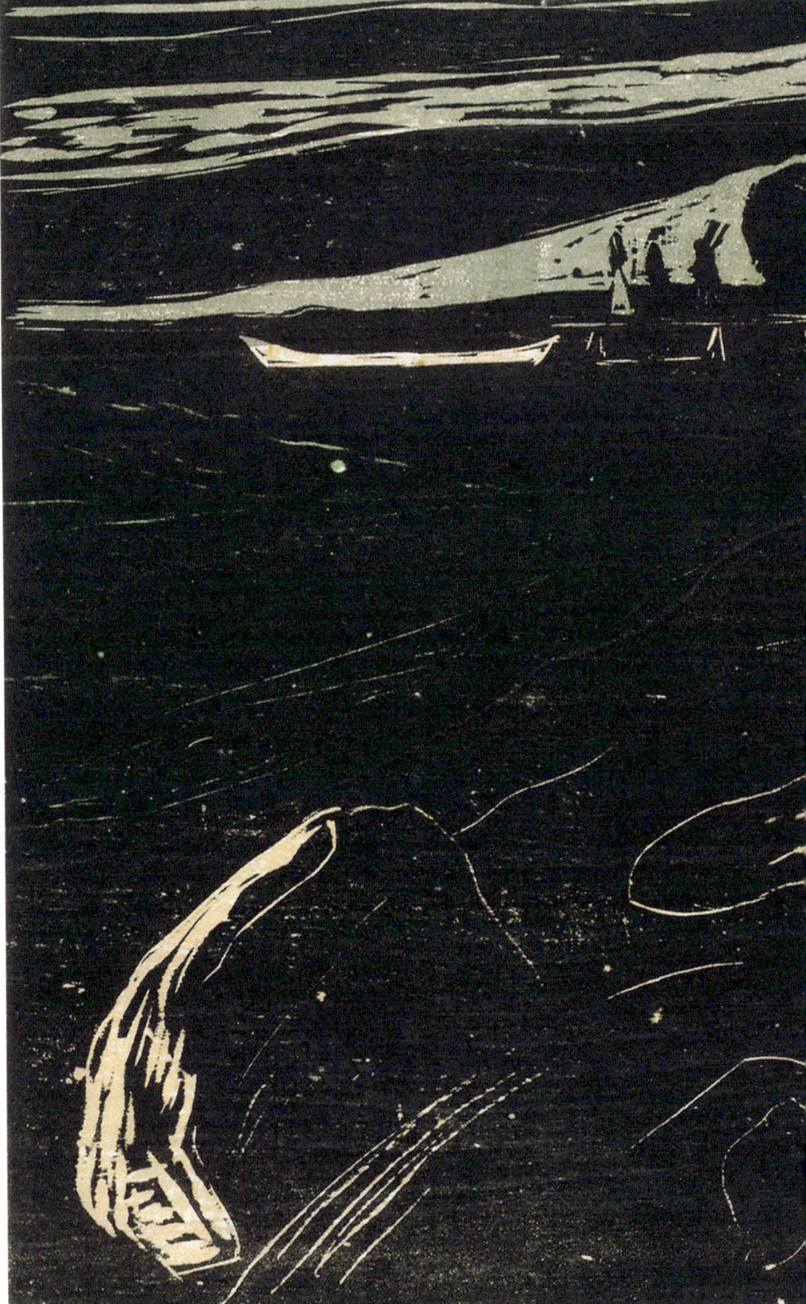

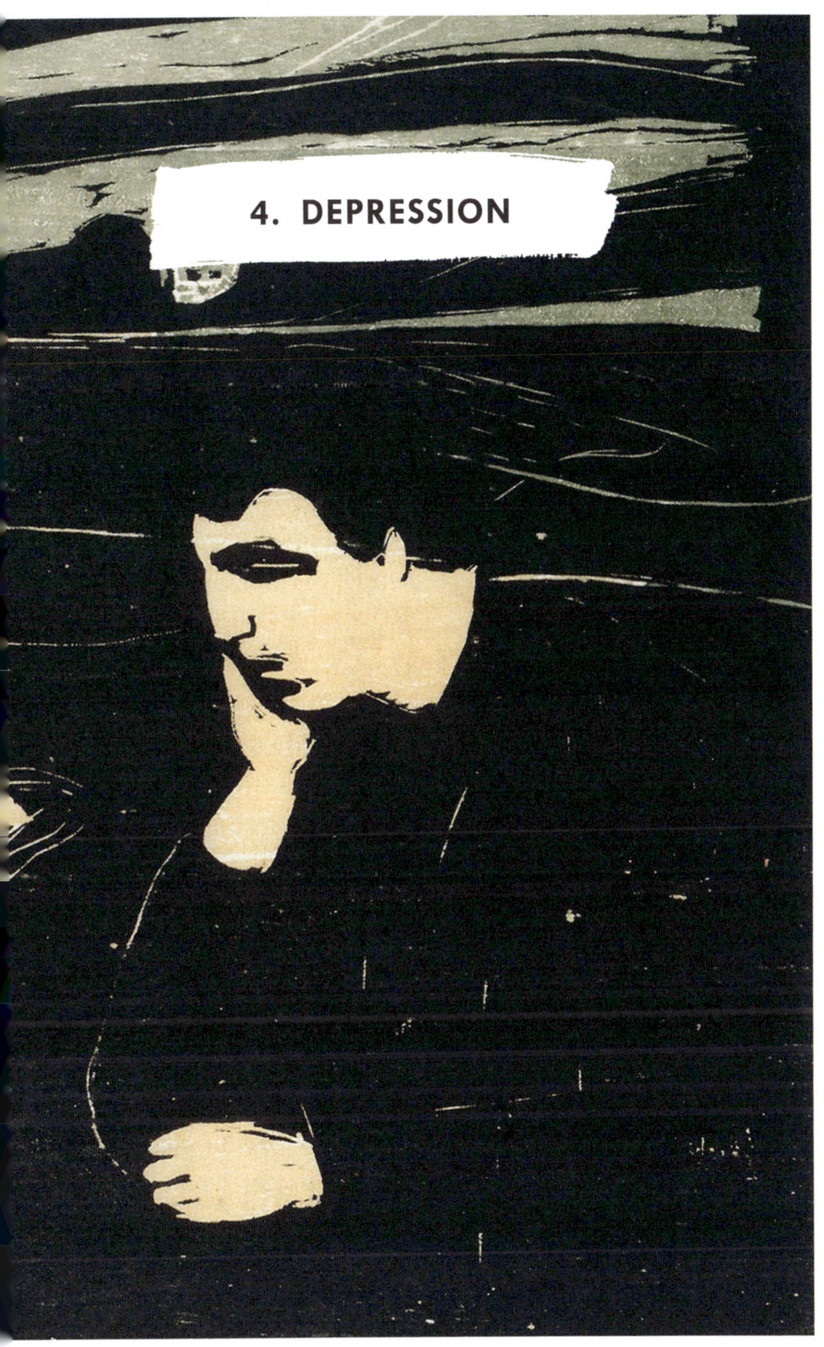

4. DEPRESSION

Nichts in der Biologie ergibt Sinn außer im Licht der Evolution.

THEODOSIUS DOBZHANSKY,
GENETIKER UND EVOLUTIONSBIOLOGE

NACHDEM WIR UNS die Angst aus Sicht des Gehirns angesehen haben, wenden wir uns nun einer weiteren weit verbreiteten psychischen Erkrankung zu: der Depression. Wenn Sie eine Frau sind, beträgt die Wahrscheinlichkeit, dass Sie im Lauf Ihres Lebens an einer Depression erkranken, eins zu vier; als Mann beträgt sie eins zu sieben. Die WHO schätzt, dass mehr als 280 Millionen Menschen an einer Depression leiden. Depressionen sind somit die dritthäufigste Krankheitsursache weltweit. Doch nur weil all diese Menschen mit demselben Etikett versehen werden – »Depression« –, heißt das noch lange nicht, dass 280 Millionen Menschen das Gleiche erleben.

Die Diagnose Depression deckt ein breites Spektrum ab. Der gemeinsame Nenner ist jeweils, dass die Patientin oder der Patient sich niedergeschlagen fühlt und Tätigkeiten, die gemeinhin als normal gelten, als bedeutungslos empfindet: An Festen teilzunehmen, Urlaubsreisen zu unternehmen oder von Freunden zu hören – *alles* ist bedeutungslos. Das Gefühl hält auch nicht bloß ein, zwei

Tage vor – solche Tage haben wir alle –, sondern über Wochen und Monate. Das Gegenteil von Depression ist nicht etwa ein Stimmungshoch, sondern Vitalität: Ohne vitale Antriebskraft hat man das Gefühl stillzustehen und fährt gewissermaßen auf mentaler Sparflamme.

Für sämtliche Ausprägungen der Depression gilt also, dass gemeinhin mit Freude besetzte Themen sich unbedeutend anfühlen. Doch darüber hinaus unterscheiden sie sich eklatant: Ein Teil der Patienten verspürt einen enormen Schlafbedarf und fühlt sich immerzu erschöpft, andere können gar nicht mehr schlafen oder wachen von schrecklichen Sorgen geplagt mitten in der Nacht auf. Bei einem Teil steigt der Appetit, und sie nehmen rasend schnell zu, andere verlieren ihren Appetit gänzlich. Ein Teil ist unruhig und rastlos, andere werden apathisch.

Einem weitverbreiteten Irrglauben zufolge entstehen Depressionen, weil im Gehirn die Botenstoffe Serotonin, Dopamin und Noradrenalin nicht in hinreichender Menge zur Verfügung stehen, aber ganz so leicht ist es nicht. Es besteht kein Zweifel daran, dass diese drei Substanzen – deren Stoffwechsel von Antidepressiva beeinflusst werden und die für viele eine positive Wirkung haben – bei Depressionen eine wichtige Rolle spielen. Doch die Vorstellung des Gehirns als Suppe, in der die Dosis dreier Zutaten nicht stimmt, wird der Komplexität des Krankheitsbilds nicht annähernd gerecht. Eine Menge unterschiedlicher Areale und Systeme im Gehirn können betroffen sein, und das mit dem immer gleichen Ergebnis: Depression.

Was in unserem Gehirn passiert, ist also zum einen hochkomplex, zum anderen kann es sich von Patient zu Patient unterscheiden. Aber wenn man sich ansieht, was eine Depression auslöst, ist es überraschend häufig ein und dieselbe Sache: Stress, und zwar insbesondere Stress, der über einen langen Zeitraum anhält, der eher Monate denn Tage oder Wochen umfasst und der in uns das Gefühl erzeugt, dass wir seiner nicht mehr Herr werden. Stress ist jedoch nicht die einzige Erklärung, weil wir zudem mit einer mehr oder weniger ausgeprägten genetischen Disposition zur Welt kommen, an einer Depression zu erkranken. Für diejenigen, die eine stärkere Neigung mitbringen, kann, was für andere wenig dramatisch klingt, bereits ausreichen, um an einer Depression zu erkranken – etwa ein Konflikt bei der Arbeit. Für andere ist mehr nötig, zum Beispiel der Tod eines Angehörigen. Und manche Menschen werden nie depressiv, ganz gleich, was um sie herum passiert. Man könnte es folgendermaßen zusammenfassen: Die Gene sind die geladene Pistole, während die Umwelt den Abzug betätigt. In den vergangenen Jahrzehnten ist umfassend dazu geforscht worden, welche Gene die Pistole »laden«.

*

Als Bill Clinton im Juni 2000 verlautbaren ließ, dass das menschliche Erbgut vollständig entziffert sei, kannte seine Begeisterung keine Grenzen. »Jetzt lernen wir die Sprache, in der Gott das Leben erschaffen hat. Mit derart grundlegend neuen Erkenntnissen steht der Mensch vor bahnbrechenden neuen Möglichkeiten«, verkündete der US-Präsident feierlich. An der Schwelle zum neuen Jahrtausend zeichnete sich die Chance ab, Krankheiten und Leiden, die uns seit jeher plagten, auf den Müllhaufen der Geschichte zu werfen.

Aus zwei Jahrzehnten Abstand kann man noch immer behaupten, dass die Entschlüsselung unseres Erbguts in höchstem Maße bedeutungsvoll war und neue Behandlungsmethoden für eine Reihe von Erkrankungen ermöglichte. Allerdings gibt es auch Ausnahmen, vor allem auf dem Gebiet der Psychiatrie – und gerade, was Depressionen angeht. Die Wissenschaft hatte gehofft, auf ein Gen zu stoßen, das Depressionen auslöste, das Gen hinter einem biologischen Prozess, den man mittels eines Medikaments hätte beeinflussen können. Doch ein solches Gen gab es nicht – und auch keines, das für eine bipolare Erkrankung, Schizophrenie oder für Phobien verantwortlich gewesen wäre. Stattdessen entdeckte man Hunderte, wenn nicht Tausende Gene, die alle ein Stück weit zum Risiko beitrugen, an einer Depression zu erkranken.

Im selben Maße, wie die Hoffnungen schwanden, ein paar vereinzelte, den Ausschlag gebende »Depressionsgene« zu finden, kristallisierte sich gleichsam ein Rätsel heraus: Es zeigte sich nämlich, dass sämtliche Gene, die ihren jeweils kleinen Anteil zur depressiven Disposition beitragen, bei der Mehrheit der Menschheit nachweisbar sind. Aber sofern sie – wenn auch nur in geringem Maße –

zu einer erhöhten Wahrscheinlichkeit beitragen, an einer Depression zu erkranken, warum sind sie dann so weit verbreitet? Hätte die Evolution sie nicht ausmerzen müssen? Depressionen stellen schließlich nicht erst heutzutage eine Qual dar. Selbst für unsere jagenden und sammelnden Vorfahren muss es verheerend gewesen sein, die Fähigkeit einzubüßen, Freude zu empfinden, und stattdessen auf mentaler Sparflamme zu fahren. Was hat Mutter Natur sich nur dabei gedacht, diese Disposition so großzügig in uns zu verankern, dass heute sage und schreibe 280 Millionen Menschen davon betroffen sind?

Im Verhältnis zu Viren, nicht zu anderen Menschen

Die Schlafprobleme waren am allerschlimmsten. Ich bin zwar früh ins Bett gegangen und nach einer Weile auch eingeschlafen, aber nachts um halb drei mit Herzrasen und Todesangst wieder aufgewacht. Nach drei Wochen war das vorbei – dann wurde ich apathisch. Bin nicht mehr ans Telefon gegangen. Hatte ständig Ausreden parat: Ich muss arbeiten. Kann nicht. Am Ende haben die Leute einfach nicht mehr angerufen.

Als Nächstes habe ich ein enormes Schlafbedürfnis entwickelt, aber selbst wenn ich zwölf Stunden geschlafen hatte, habe ich mich nie richtig ausgeruht gefühlt. Hier und da hat mich eine irrsinnige Besorgtheit gepackt. Bei einer Gelegenheit hat mich sogar der Gedanke gestreift, dass ich mich ein-

fach umbringen könnte, um alldem zu entkommen. Zum Glück war ich so antriebslos, dass ich nicht mal mehr imstande war zu überlegen, wie ich das im Zweifel angehen sollte.

Am Ende habe ich mir Hilfe gesucht, bekam Medikamente und begann eine Therapie. Vier Monate später hat sich das Blatt ganz allmählich gewendet – allerdings ging das so langsam, dass ich die Verbesserung selbst kaum wahrnehmen konnte. Erst nach einem halben Jahr habe ich Licht am Ende des Tunnels gesehen, und heute geht es mir halbwegs gut. Aber ich will nie, nie wieder in diese Lage kommen und alles tun, um das zu verhindern.

So beschrieb eine 43-jährige Krankenschwester ihre Erfahrungen, als wir in meiner Sprechstunde ihre Medikamentierung durchsprechen wollten. Ich war verblüfft, wie stark ihr aktuelles Auftreten von ihrer zuvor schlechten Verfassung abwich. Wie hatte es ihr so schlecht gehen können, dass sie sogar über einen Selbstmord nachgedacht hatte? Sie erzählte mir, was ihrem seelischen Zusammenbruch vorausgegangen war: Sie hatte jahrelang unter enormem Druck gestanden, weil ihre beiden Kinder schulische Probleme gehabt hatten und auf neuropsychiatrische Erkrankungen untersucht worden waren; den Stress, den dies bei ihr ausgelöst hatte, empfand sie zwar als bewältigbar, doch als auch noch Probleme am Arbeitsplatz dazukamen, lief das Fass über. Sie war für die Prozessoptimierung in ihrer Abteilung zuständig – eine Aufgabe, in der sie weder einen Sinn sah noch das Gefühl hatte, wirklich etwas ausrichten zu können. Nach annähernd einem Jahr erhielt sie die Nachricht, dass die Umstrukturierungsmaßnahmen eingestellt würden und sie von der unlösbaren Aufgabe befreit werden sollte. Gleichzeitig entspannte sich die Situation ihrer Kinder, die sowohl vonseiten der Schule als auch in der Kinder- und Jugendpsychiatrie bessere Hilfe erhielten. Und im selben Moment, da sie sich frei und erleichtert hätte fühlen können, ging es ihr zusehends schlechter – und zwar bis hin zu Selbstmordgedanken. »Es war, als hätte der Stress mich im selben Augenblick eingeholt, als ich endlich die Deckung herunterlassen durfte«, erklärte sie.

*

Ich könnte gar nicht mehr sagen, wie viele meiner Patientinnen und Patienten ähnlich wie die 43-Jährige in einer tiefen Depression versanken, sobald sie eine Stressphase *hinter* sich hatten. Dieser Umstand hat mir keine Ruhe gelassen – weil ein gesundes Gehirn doch eher mit der Aufgabe wachsen und von länger anhaltendem Stress *gestärkt* werden müsste, genau wie Muskeln stärker werden, wenn sie öfter in Anspruch genommen werden. In die Dunkelheit hinabzusinken, sobald der Stress wie weggefegt war, war für mich ein Hinweis auf einen krankhaften Zustand.

Wir betrachten Depressionen und den Stress, der Erstere auslöst, oft in Bezug auf Beziehungen zu anderen: Es ist üblicherweise psychosozialer Stress, der uns unter

Druck setzt. Erst mit der Zeit dämmerte mir, dass wir aus Sicht des Gehirns und im Licht einiger der umwälzendsten Forschungserkenntnisse der letzten Jahrzehnte Depressionen im Verhältnis zu Bakterien und Viren betrachten sollten. Genau wie immer mehr Psychiater und Wissenschaftler gehe auch ich inzwischen davon aus, dass die Neigung, depressive Symptome zu entwickeln, ein tief liegender Schutzmechanismus sein dürfte, der uns historisch betrachtet vor Krankheit bewahrte. Eine Vielzahl depressiver Erkrankungen – wenn auch nicht alle – beruht nämlich auf unserer Immunabwehr. Mit dieser Erkenntnis im Hinterkopf erklärt sich auch, warum so viele von uns zu Depressionen neigen. Sehen wir uns einmal genauer an, was mich darauf gebracht hat.

Die Hälfte starb vor dem Erwachsenenalter

Wenn Sie zu den Menschen gehören, die sich Gedanken um Ihre Gesundheit machen, nehme ich an, dass Sie dabei an Herz-Kreislauf-Erkrankungen, Krebs oder vielleicht eine Coronavirus-Erkrankung denken, die in genau dieser Reihenfolge im Jahr 2020 die häufigsten Todesursachen ausmachten. Aus historischer Sicht ist diese Aufzählung – mal abgesehen von der Coronavirus-Erkrankung – überaus bemerkenswert: Denn in der Geschichte waren es in aller Regel Infektionen, in deren Folge wir starben. Grob überschlagen ist seit ihrem Bestehen die *Hälfte* der Menschheit ums Leben gekommen, noch bevor sie das Erwachsenenalter erreicht hatte, die meisten infolge von Infektionen. Ja, Sie haben richtig gelesen: *Die Hälfte der Menschheit starb noch vor dem Erwachsenenalter, die meisten infolge von Infektionen.* Tatsächlich nahm die Bedrohlichkeit von Infektionskrankheiten für den Menschen erst vor ein paar wenigen Generationen ab. Noch zu Beginn des 20. Jahrhunderts standen auf der Liste der Todesursachen zuoberst Lungenentzündungen, Lungentuberkulose sowie Magen-Darm-Infekte – alles Infektionskrankheiten! Vor nur vier Generationen kostete die Lungentuberkulose im Verhältnis mehr Menschenleben als heute sämtliche Krebserkrankungen zusammengenommen.

Den Pocken fielen in den letzten hundert Jahren, ehe die WHO in den 1970ern die Welt als pockenfrei erklärte, unfassbare 500 Millionen Menschen zum Opfer – zehnmal mehr als dem Zweiten Weltkrieg, und besonders Kinder waren betroffen. Aber selbst, wenn man die Kindheit überstand, war man bei Weitem nicht auf der sicheren Seite. In den Jahren 1918 bis 1920 grassierte eine schwere Influenza-Pandemie, die im Volksmund bald die Spanische Grippe genannt wurde. Sie forderte schätzungsweise 50 Millionen Menschenleben und verlief für 20- bis 30-Jährige besonders oft tödlich. Es war mitnichten der Erste – oder auch der Zweite – Weltkrieg, der für junge Europäer zu Beginn des 20. Jahrhunderts die größte Gefahr darstellte: Es waren die Pocken und die Spanische Grippe. Wenn unsere

Tageszeitungen nur einmal im Jahrhundert herauskämen, wäre die wohl wichtigste Schlagzeile überhaupt: »Lebenserwartung des Menschen im 20. Jahrhundert verdoppelt – schwindelerregende Fortschritte im Kampf gegen Infektionskrankheiten!«

Warum aber sollte dies wesentlich sein, um das Krankheitsbild der Depression zu verstehen? Nun, Ihr Körper, Ihre Physiologie, Ihr Gehirn und Ihre Psyche sind gewissermaßen Folge des Umstands, dass die meisten Menschen nicht sonderlich alt wurden – und Sie sind bekanntermaßen Nachkomme jener, die *nicht* schon im Kindesalter starben. Diese Tatsache mag banal klingen, ist aber entscheidend, wenn wir verstehen wollen, wie wir funktionieren. Deshalb wollen wir uns einmal vorstellen, dass unsere Vorfahren von zwei schrecklichen Infektionskrankheiten heimgesucht worden wären. Nennen wir eine die »schwarze Krankheit«: Sie infiziert lediglich Kinder und tötet die Hälfte davon. Dass die andere Hälfte überlebt, liegt daran, dass ihre Gene sie gegen die Krankheit immun machen. Die zweite Krankheit ist die »rote«, und auch diese tötet die Hälfte all jener, die sich damit infizieren – das sind allerdings nur Über-70-Jährige. Diejenigen, die die rote Krankheit überleben, verfügen ebenfalls über Gene, die sie immun machen.

NICHT EINMAL DER PRÄSIDENT BLIEB VERSCHONT

In der ultrakurzen Zeitspanne innerhalb der Geschichte, in der Sie und ich leben, sind wir so gut darin geworden, einen frühen Tod durch eine Infektionskrankheit zu verhindern, dass wir völlig verdrängt haben, welche Bedrohung sie vormals darstellen konnte. Der medizinische Fortschritt wird von menschlichen Schicksalen besser illustriert als von jeder Statistik. Wie Sie vielleicht wissen, hat der derzeitige US-Präsident Joe Biden im Lauf seines Lebens eine ganze Reihe persönlicher Tragödien erlebt: 1972 verlor er seine erste Ehefrau Neilia und Tochter Naomi bei einem Verkehrsunfall, 2015 starb sein Sohn Beau an den Folgen einer Tumorerkrankung im Gehirn. Bidens Leben gleicht fast schon einem nationalen Trauma, deshalb sind viele der Ansicht, dass es ihm einen einzigartigen Bezugsrahmen und ein für einen Präsidenten seltenes Verständnis für menschliches Leiden beschert hat.

Joe Bidens tragische Verluste machen ihn diesbezüglich zwar einzigartig im Vergleich zu anderen zeitgenössischen Regierungschefs, doch bei seinen historischen Vorgängern waren derlei Verluste eher die Regel denn eine Ausnahme. Der 16. Präsident der USA, Abraham Lincoln, bekam in den 1840er- und 1850er-Jahren vier Söhne. Edward Lincoln starb als knapp Vierjähriger vermutlich an Tuberkulose, William als Elfjähriger vermutlich an Typhus, Thomas als 18-Jähriger ebenfalls an Tuberkulose. Nur ein Sohn, Robert Lincoln, erreichte das Erwachsenenalter. Ähnliche Schicksalsschläge erlitt Thomas Jefferson (der dritte Präsident), der vier seiner sechs Kinder mit Ehefrau Martha verlor, ehe sie zwei Jahre alt waren. William Harrison (der neunte Präsident) hatte zehn Kinder, von denen nur zwei älter als 40 wurden. Zachary Taylor (der zwölfte Präsident) verlor drei von sechs Kindern, Franklin Pierce (der 14. Präsident) alle drei Söhne. Und so geht es bis weit ins 20. Jahrhundert hinein, als Dwight Eisenhower einen seiner beiden Söhne an Scharlach – ebenfalls eine Infektionskrankheit – verlor.

Man darf getrost davon ausgehen, dass die US-Präsidenten und ihre Familien Zugang zur jeweils besten medizinischen Versorgung ihrer Zeit hatten. Dass so viele von ihnen trotzdem die Hälfte ihrer Kinder an Krankheiten verloren, ist eine Erinnerung an etwas, was wir oft vergessen – dass bis vor wenigen Generationen die meisten Menschen in jungen Jahren starben, und zwar überwiegend infolge von Infektionen.

Stellen wir uns nun vor, dass in einer schrecklichen Pandemie gleichzeitig sowohl die schwarze als auch die rote Krankheit grassieren und die Hälfte aller Kinder sowie jeder zweite Über-70-Jährige an einer der beiden Krankheiten stirbt. Nach der Pandemie verfügen sämtliche überlebenden Kinder über Gene, die sie vor der schwarzen Krankheit schützen – schließlich wären sie ihr sonst erlegen –, während alle noch lebenden Über-70-Jährigen über Gene verfügen, die sie gegen die rote Krankheit immun machen – denn andernfalls wären auch sie der Pandemie zum Opfer gefallen. Springen wir nun um zwei Generationen in die Zukunft. Gegen welche Krankheit haben die meisten einen genetischen Schutz? Natürlich: gegen die schwarze Krankheit. Weil die schwarze Krankheit nur Kinder traf, starben jene, die dafür anfällig waren, ehe sie zeugungsfähig wurden und eigene Kinder bekamen; deren Gene wurden entsprechend nicht an die folgende Generation weitergegeben, während die Gene, die uns für die rote Krankheit – die der Älteren – anfällig machten, durchaus an die nächste Generation weitergegeben wurden. Jene, die an der roten Krankheit starben, starben im hohen Alter, hatten ihre Gene da jedoch längst an ihre Kinder weitervererbt – und das bedeutet, dass unser Körper und unser Gehirn darauf ausgelegt sind, Krankheiten zu überleben, die historisch betrachtet Menschen in *jungem Alter* infizierten.

Verschiedene Infektionen

Weil ausgerechnet Infektionskrankheiten im Lauf der Geschichte so viele junge Leben forderten, haben wir gegen sie besonders starke Schutzmechanismen entwickelt. Um zu verstehen, was das mit Depressionen zu tun hat, müssen wir uns ansehen, welcherlei Infektionen uns bedroht haben. Unsere Spezies, die des *Homo sapiens*, entstand bis vor gut 250 000 Jahren in Afrika, und wie schon beschrieben lebten unsere Vorfahren über weite Teile der Menschheitsgeschichte als Jäger und Sammler, bevor sie vor etwa 10 000 Jahren zum Ackerbau übergingen. Als Sesshafte lebten sie dichter beisammen und hielten Tiere, die ihnen als Nahrungsquelle dienten. Die Folge des engeren Zusammenlebens und der Tierhaltung war jedoch, dass Krankheitserreger vom Tier auf den Menschen sowie von einem Menschen auf den anderen übertragen wurden.

Die Lungentuberkulose, Hepatitis, Masern, Pocken und HIV haben ihren Ursprung vermutlich allesamt in tierischen Organismen, allerdings haben sie die Artengrenze zum Menschen überschritten und sich dann dort ausgebreitet, wo immer wir Menschen dicht zusammengelebt haben. Aus evolutionärer Perspektive sind also die Tuberkulose, die Pocken und die Masern nicht älter als 10 000 Jahre und somit »junge« Krankheiten. Sie sind der Preis, den wir dafür bezahlen mussten, dass wir uns in immer größeren Siedlungen niederließen und mehr Münder stopfen konnten, weil wir durch Ackerbau und Viehzucht mehr Nahrung erwirtschafteten. Zu Zeiten unserer jagenden und sammelnden Vorfahren spielten derlei Krankheiten aller Wahrscheinlichkeit nach keine Rolle, weil wir in so kleinen Gruppen lebten, dass Infektionskrankheiten es schwer hatten, sich nennenswert auszubreiten.

Eine Covid-19-Pandemie wäre im Zeitalter der Jäger und Sammler unmöglich gewesen, weil sie voraussetzt, dass Menschen aus unterschiedlichen Orten der Welt miteinander interagieren. Das heißt allerdings nicht, dass die Jäger und Sammler von Infektionen ausnahmslos verschont blieben – bei Weitem nicht –, doch deren Krankheiten wurden nicht von Viren und Bakterien tierischen Ursprungs ausgelöst, die sich dann ausbreiteten. Die Jäger und Sammler waren vielmehr von Infektionen betroffen, die mit ihrer Nahrungsaufnahme und mit Verletzungen einhergingen. Eine infizierte Verletzung konnte katastrophale Folgen nach sich ziehen, solange man keinen Zugang zu Antibiotika hatte. Und was erlebte man, wenn man eine Verletzung riskierte? Natürlich: *Stress.* Bei der Jagd, auf der Flucht, bei einer gewaltsamen Auseinandersetzung: All dies brachte ein erhöhtes Verletzungsrisiko mit sich – und folglich die Gefahr, dass sich eine Verletzung entzündete.

Der US-amerikanische Psychiater Charles Raison glaubt, dass Stress in weiten Teilen der Menschheitsgeschichte eine verlässliche Warnung an den Körper vor einem erhöhten Infektionsrisiko war. Unsere Immunabwehr benötigt 15 bis 20 Prozent unserer Energiereserven; damit ist sie schlichtweg zu ressourcenintensiv, als dass sie nonstop auf Hochtouren laufen könnte. Sie muss auswählen, bei welchen Gelegenheiten sie hochschalten muss, und da ist Stress ein Signal, dass der entscheidende Moment gekommen ist. Der Körper deutet dies laut Raison als Signal für das gesteigerte Risiko, sich eine Infektion einzuhandeln, weil Stress in unserer Vergangenheit nun mal keine andere Funktion hatte. In der Folge steigt die Aktivität unserer Immunabwehr. Dieser Mechanismus griff nicht nur in der Savanne, sondern tut es auch heute noch für Sie und für mich – weil wir nach wie vor an das Leben als Jäger und Sammler angepasst sind.

Bewerbungsgespräch aus der Hölle

Eine spannende Untersuchung weist die Korrelation zwischen sozialem Stress und Immunabwehr nach. Stellen Sie sich vor, Ihnen steht ein Bewerbungsgespräch bevor. An einem Tisch sitzen Ihnen zwei Männer und eine Frau in weißen Kitteln gegenüber. Sie grüßen nicht, sehen verkniffen und übellaunig aus und fordern Sie ohne Umschweife auf, von sich zu erzählen. Verschreckt schildern Sie, was Sie in der Vergangenheit beruflich getan haben und warum Ihr Erfahrungsschatz Sie für den ausgeschriebenen Job zur geeigneten Person macht. Sie legen ein entwaffnendes Lächeln auf, um in der Runde für Entspannung zu sorgen, doch Ihre Gegenüber starren lediglich wie versteinert zurück. Als sie zwischen zwei Sätzen kurz innehalten und nach dem richtigen Wort suchen, fragt einer der Männer mit kaum verhehlter Überheblichkeit: »Sind Sie bei Vorstellungsgesprächen immer um Worte verlegen?«

Sobald Sie sich durch Ihren Werdegang gequält haben, ist es an der Zeit für einige Tests. Der arrogante Mann bittet Sie, so schnell wie nur möglich 13 von 1022 zu subtrahieren. Dann noch mal minus 13. Und noch mal. Sie rechnen im Kopf – »1022, 1009« – und müssen ein paar Sekunden lang überlegen, ehe Sie antworten: »996.« Das Trio wechselt hämische Blicke. Dieses »Vorstellungsgespräch aus der Hölle« ist Teil des sogenannten Trier Social Stress Test (TSST), eines Testverfahrens, mit dem man messen kann, wie sehr sozialer Stress sich auf uns auswirkt. Die Teilnehmer wissen vorab, dass ihnen eine Bewerbungssituation bevorsteht und sie zur anschließenden Auswertung durch Verhaltensforscher gefilmt werden. Diejenigen, die das Gespräch leiten, haben die Anweisung, möglichst abweisend aufzutreten und den Bewerber mit regloser Miene zu empfangen.

Dass die Mehrheit der Bewerber in dieser Lage Unwohlsein empfindet und mit einer gesteigerten Herzfrequenz und Schweißproduktion reagiert, ist nicht weiter verwunderlich. Was das TSST-Verfahren aber interessant macht, ist das, was in den Blutproben der Teilnehmer zutage tritt: nämlich dass auch ihr Interleukin-6-Wert (IL-6) steigt. Dieser Botenstoff spielt im Immunsystem eine zentrale Rolle und sorgt beispielsweise dafür, dass wir bei einer Infektion Fieber bekommen. Warum aber steigt der IL-6-Wert bei einigen auch während eines Vorstellungsgesprächs? Dabei riskiert man schließlich nicht, vonseiten der Prüfer mit Viren oder Bakterien infiziert zu werden. Warum wird die Immunabwehr mobilisiert, sobald unsere Selbstsicherheit unterminiert wird?

Des Rätsels Lösung liegt fast schon auf der Hand, sobald wir die vorigen Ausführungen miteinbeziehen: Der Stress, den die Studienteilnehmer während des Vorstellungsgesprächs erleben, führt dazu, dass ihr Körper glaubt, das Risiko einer Verletzung steige an – denn dafür ist Stress evolutionsgeschichtlich verantwortlich. Folglich wappnet sich ihr Körper dagegen. Mit einem erhöhten Verletzungsrisiko geht wiederum ein erhöhtes Risiko für Entzündungen einher, und die Immunabwehr schaltet hoch. Und ganz allmählich nähern wir auch uns dem Zusammenhang mit Depressionen.

Ein Bankett für Viren

Es ist nichts weniger als ein Wunder, dass unsere Vorfahren Infektionen überhaupt überlebt haben. Eigentlich sollten wir dazu verdammt sein, den Kampf gegen Viren und Bakterien zu verlieren. Das einzige Ziel eines Virus ist schließlich, so viele Kopien seiner selbst wie nur möglich zu produzieren. Aus biologischer Sicht bedeutet dies, dass ein Virus nur ein Stück genetischer Code ist – man kann tatsächlich infrage stellen, ob es sich dabei überhaupt um einen Organismus handelt. Nachdem es selbst nicht über die Mittel verfügt, sich zu vermehren, besteht seine einzige Möglichkeit darin, einen anderen Organismus zu befallen und diesen dann dazu zu bringen, »Viruskopien« herzustellen. Der Wirtsorganismus streift daraufhin durch die Welt und gibt die Kopien an andere weiter, die wiederum Kopien herstellen und umso weiter verbreiten.

Aus Sicht des Virus ist ein besserer Wirtsorganismus als der des Menschen schwer vorstellbar. Wir leben dicht beieinander, sind soziale Wesen und bewegen uns über den ganzen Erdball. Außerdem vergehen zwischen zwei Generationen im Schnitt mindestens 20 Jahre, somit reproduziert sich das Virus 10 000-mal schneller als der Mensch. Zudem mutiert das Virus unterdessen und taucht in immer neuen Formen auf. Sein Anpassungsvermögen ist daher unendlich viel größer als unser menschliches.

Mit anderen Worten: Der Mensch stellt förmlich ein Bankett für Viren und Bakterien dar. Und so ist es nicht etwa verwunderlich, dass einst die Hälfte aller Kinder an Infektionen starben – sondern dass nicht *alle* daran starben. Denn was hatten wir den Krankheitserregern schon entgegenzusetzen, als es noch keine Antibiotika und Impfstoffe oder eine moderne Gesundheitsversorgung gab? Unser offensichtlichster Schutzschild ist unsere großartige Immunabwehr, die sich an frühere Infektionen erinnert und jederzeit bereitsteht, um Erreger der gleichen Krankheit aufzuhalten, sofern wir abermals mit ihr in Berührung kommen. Unser Immunsystem ist so ausgeklügelt, dass es an Komplexität nur von unserer Gehirntätigkeit übertroffen wird. Genau wie im Falle des Gehirns hat die Kartierung des Immunsystems gerade erst begonnen – wir entdecken in einem fort neue fantastische Funktionen. Eine meiner Lieblingsentdeckungen ist, dass es völlig ausreicht, jemanden husten zu *sehen* – und die Abwehr schaltet hoch.

Außerdem haben wir einen starken instinktiven Widerwillen gegenüber unverträglichem Essen entwickelt: Dies ist die Art unseres Gehirns, uns davon abzuhalten, potenziell krank machende Nahrungsmittel zu uns zu nehmen. Riechen Sie mal an saurer Milch oder an faulem Fisch und versuchen Sie, nicht zurückzuzucken. Es ist fast unmöglich! Dass unsere Immunabwehr einsetzt, sobald wir jemanden auch nur husten *sehen*, und dass wir uns allein beim Anblick verdorbenen Fleisches ekeln, wird mitunter dem »erweiterten Immunsystem« zugerechnet: Es ist immer besser, Bakterien und Viren von vornherein auszuweichen, als sie innerhalb des Körpers zu bekämpfen. Zahlreiche Wissenschaftler gehen davon aus, dass zum »erweiterten Immunsystem« noch mehr gehört – nämlich auch unser Verhalten. Und was beeinflusst unser Verhalten? Gefühle! Dass es uns psychisch schlecht geht, hat zur Folge, dass wir uns zurückziehen, uns isolieren und uns die Bettdecke über den Kopf ziehen. Einige Kollegen glauben, dass die Empfindung von Niedergeschlagenheit eine Methode unseres Gehirns sein könnte, uns entweder zu helfen, Infektionen zu vermeiden oder Energie zu sparen und eine Entzündung auszukurieren.

Was wir gemeinhin mit Immunabwehr assoziieren – Antikörper, B- und T-Zellen –, ist also nur ein Teil eines wesentlich umfangreicheren Systems. Ein weiterer Teil dürfte tatsächlich unser Verhalten sein: dass wir uns auf Gefühle hin, die unser Gehirn auslöst, zurückziehen, um ein Infektionsrisiko zu verringern. Nachdem der Körper, der immer noch glaubt, er wäre in der Savanne, Stress als erhöhtes Verletzungsrisiko interpretiert, interpretiert er länger anhaltenden Stress gleichermaßen als andauernde Gefahr, dass wir uns verletzen könnten und sich die Verletzung entzünden könnte. Um dieser Bedrohung zu entgehen, reagiert das Gehirn, indem es Gefühle erzeugt, die dazu führen, dass wir uns zurückziehen und mental in den Leerlauf schalten – was wir als Depression bezeichnen.

Jetzt, da wir so weit gekommen sind, denken Sie vielleicht: Das klingt ja alles halbwegs plausibel – aber wie können wir wissen, dass es wirklich so ist? Schauen wir uns daher an, was die Wissenschaft dazu sagt.

Entzündungsprozesse und Krankheitsgefühl

Früher glaubte man, dass das Gehirn und die Immunabwehr zwei voneinander getrennte Systeme wären und die Letztere Ersteres nicht beeinflussen könne. Wenn eine Verletzung der Haut sich entzündet, werden sogenannte Wachstumsfaktoren oder Zytokine ausgeschüttet, die dafür sorgen, dass die Immunabwehr sich gegen den entzündlichen Prozess im Körper richtet. Zytokine haben allerdings noch eine weitere wichtige Aufgabe, die darin besteht, auch dem restlichen Körper zu signalisieren, dass eine Infektion vorliegt. Zu Beginn des 21. Jahrhunderts stand in Lehrbüchern der Medizin, dass Zytokine das Signal »Achtung: Infektion!« an sämtliche Körperorgane aussendeten – mit einer wesentlichen Ausnahme: dem Gehirn. Dorthin könnten sie nicht senden, weil das Gehirn vom restlichen Immunsystem abgetrennt sei. Dann jedoch entdeckten Wissenschaftler, dass Zytokine sehr wohl bis ins Gehirn vordrangen und dort die gleiche Botschaft vermeldeten. Rein medizinisch war diese Entdeckung eine Sensation, und die psychiatrische Forschung stürzte sich mit Feuereifer auf die Frage, ob ein entzündlicher Prozess im Körper beeinflussen könnte, wie wir uns fühlen und verhalten.

Die ersten Versuche wurden an Mäusen durchgeführt: Ihnen wurden Zytokine verabreicht, woraufhin sie sich zurückzogen und auf eine Art und Weise verhielten, die beim Menschen mitunter als Depression gedeutet würde. Anschließende Studien an Testpersonen führten zu einem ähnlichen Ergebnis. Infolge der Zytokinvergabe fühlten sich die Probanden gesundheitlich angegriffen und niedergeschlagen.

Einen weiteren Hinweis lieferten Patienten, die aufgrund der Lebererkrankung Hepatitis C behandelt wurden: In den 1990er-Jahren war eine neue, Erfolg versprechende Behandlungsmethode entwickelt worden, bei der eine Substanz verabreicht wurde, die unsere weißen Blutkörperchen sonst bei Virusinfektionen bildet. Spannenderweise entwickelte ein Drittel der behandelten Patienten depressive Symptome. Es ging ihnen zunächst mitnichten besser, obwohl sie gegen ihre potenziell lebensbedrohliche Erkrankung behandelt wurden; stattdessen betrachteten sie ihren Zustand vielmehr düster. In der Regel verebbte dieser Eindruck nach Abschluss der Behandlung. Ein ähnliches Phänomen wurde bei Typhus-Impflingen beobachtet: Während einer kurzen Phase litten sie an Niedergeschlagenheit – oftmals schon wenige Stunden nach der Impfung.

Zu Beginn des 21. Jahrhunderts lag also eine Reihe von Hinweisen vor, dass Immunabwehr und Gehirn sehr wohl miteinander in Verbindung standen. Im Gegensatz zu allem, was Wissenschaftler früher geglaubt hatten, schienen das Gehirn und das Immunsystem nicht voneinander abgekoppelt, sondern sogar eng miteinander verknüpft zu sein. Die Aktivität des Immunsystems schien unser psychisches Wohlbefinden zu beeinflussen, und eine gesteigerte Immunaktivität schien ein Faktor bei der Entstehung von depressiven Verstimmungen zu sein. Der Verdacht erhärtete sich, als man die Konzentrationen proinflammatorischer Zytokine in der Rückenmarksflüssigkeit maß – in der Flüssigkeit, die Gehirn und Rückenmark umgibt. Dabei wurde festgestellt, dass die Konzentration bei depressiven Personen höher war.

Die Entdeckung, die den Stresstest bestand

In derart aufsehenerregenden Studien steckt immer ein gewisses Risiko, dass wir damit zu hohe Erwartungen verknüpfen; wenn eine bahnbrechende Entdeckung gemacht wird, muss sie also in weiteren, breiter angelegten Studien mit Tausenden Testpersonen validiert werden. Nicht selten wird daraufhin zurückgerudert, weil die Ergebnisse die vorige Entdeckung nicht stützen. Zu Anfang der 2010er-Jahre unternahm die Forschung daher den heiklen nächsten Schritt von den kleineren, vielversprechenden Versuchen zu groß angelegten Studien. Doch diesmal wurden die Erwartungen nicht enttäuscht.

Als dänische Wissenschaftler die Angaben von 73 000 Personen analysierten, entdeckten sie bei jenen mit leichten Depressionssymptomen wie etwa Erschöpfung oder vermindertem Selbstbewusstsein einen erhöhten Blut-Laborwert (C-reaktives Protein, CRP, ein Entzündungsmarker im Blut). Je höher der CRP-Wert, umso mehr depressive Symptome wiesen die Testpersonen auf. Es zeigte sich überdies, dass jene mit einem erhöhten CRP-Wert schon in der Vergangenheit häufiger wegen Depressionen behandelt und sogar medikamentiert worden waren. Die Wissenschaftler stellten außerdem fest, dass depressive Testpersonen eine leicht erhöhte Körpertemperatur aufwiesen, eine Art niedrigschwelliges Fieber – womöglich eine Maßnahme des Körpers, sich vor Entzündungen zu schützen, nachdem die wichtigste Funktion von Fieber zu sein scheint, die Vermehrung und Ausbreitung von Bakterien und Viren im Körper zu verhindern.

Das letzte wichtige Puzzleteil zur Erkenntnis, dass zwischen Immunabwehr und Depressionen eine Verbindung besteht, lieferte die Genetik. Ich habe dieses Kapitel mit dem Hinweis eingeleitet, dass es kein *vereinzeltes* »Depressionsgen« gibt, sondern viele verschiedene Gene, die jeweils einen kleinen Teil zum erhöhten Risiko beitragen, an einer Depression zu erkranken. In einer umfassenden Untersuchung wurden 44 verschiedene Gene identifiziert, die mit Depressionen in Verbindung gebracht werden konnten. Viele davon scheinen auf das Gehirn und das Nervensystem Einfluss zu nehmen, was nicht sonderlich überraschend ist – dass Gene, die das Risiko einer Depression beeinflussen, auch auf die Gehirntätigkeit einwirken, liegt schließlich nahe. Doch mehrere dieser Gene haben überdies auch Einfluss auf das Immunsystem. Sie scheinen zwei Funktionen zu übernehmen: das Risiko einer Depression zu erhöhen und die Immunabwehr zu aktivieren.

Unsere moderne Lebensweise kapert unsere Schutzmechanismen

Um zu verstehen, warum wir die Verknüpfung von Immunabwehr und Depression kennen sollten, wenn wir uns mit unserem Wohlbefinden beschäftigen, müssen wir zunächst zwei Begriffe auseinanderdividieren, die oftmals vermischt werden: Infektion und Entzündung.

Infektion bedeutet, dass Krankheitserreger, beispielsweise Bakterien oder Viren, in den Körper eingedrungen sind und sich dort vermehren können. Eine *Entzündung* ist die Antwort des Körpers auf einen inneren oder äußeren Reiz – sei es Druck von außen, eine Verletzung oder Gift bis hin zum Angriff durch Bakterien und Viren. Eine Entzündung kann Folge einer Infektion, aber auch auf andere Auslöser zurückzuführen sein. Kratzen Sie sich am Arm, bis eine leichte Röte entsteht: Entzündung. Schneiden Sie Brot, rutschen ab und handeln sich eine Schnittwunde am Finger ein: Entzündung. Ihre Bauchspeicheldrüse entsendet zersetzende Stoffe in Ihre Bauchhöhle und bringt Sie damit in Lebensgefahr: Entzündung.

Ganz gleich, wo im Körper eine Entzündung entsteht, geschieht das Folgende: Jene Zellen, die von einer Gewebeschädigung, von einer Prellung, von Bakterien oder Viren betroffen sind, schicken ein Alarmsignal in Form von Zytokinen aus, die bewirken, dass rund um die Verletzung die Durchblutung steigt und weiße Blutkörperchen herbeiströmen, um den potenziellen Krankheitserreger aus dem Körper zu vertreiben. Mehr Blut führt zu Schwellungen, die auf Nerven drücken, sodass die Umgebung sich empfindlich anfühlt.

Weil eine Entzündung bei so vielen Erkrankungen eine zentrale Komponente darstellt, können wir uns einreden, dass wir so etwas komplett vermeiden wollen – doch nichts wäre verkehrter: Ohne Entzündungen könnten wir nämlich nicht überleben. Aber wie bei so vielem im Leben kann es auch zu viel des Guten werden. Eine Entzündung, die sich lange im Körper hält, kann nämlich zum Problem werden. Herzinfarkt, Schlaganfall, Rheuma, Diabetes, Parkinson und Alzheimer sind nur eine Handvoll Erkrankungen, bei denen lang anhaltende – chronische – Entzündungen eine zentrale Rolle spielen.

Eine chronische Entzündung kann also das Fundament für eine Reihe schwerer Erkrankungen legen, und egal, wo im Körper sie schwelt, ist der Prozess immer der gleiche, also derjenige, den ich beschrieben habe und in dem Zytokine dafür sorgen, dass die Durchblutung rund um das betroffene Gewebe ansteigt. Man mag sich die Frage stellen, warum wir über eine derartige Achillesferse verfügen, die letzten Endes doch nur dazu beiträgt, dass unterschiedlichste Körperstellen und Organe in Mitleidenschaft gezogen werden. Hat die Evolution da geschlafen? Bei Weitem nicht. Entzündungen schützen uns bei allem, was unsere Vorfahren in jungen Jahren umzubringen drohte, zum Beispiel bakterielle und virale Infektionen. Krankheiten, die auf chronische Entzündungen zurückgehen, treffen uns meistens erst viel später im Leben, und wie Sie inzwischen wissen, sind wir darauf ausgelegt, mit alledem fertigzuwerden, was unsere Vorfahren in jungen Jahren heimgesucht hat. In den Waagschalen der Evolution ist es daher wichtiger, dass eine Entzündung uns vor Bakterien und Viren schützt, als dass sie in einem Alter, das die meisten in der Menschheitsgeschichte niemals erreicht haben, zu chronischen Krankheiten führen kann.

Umso wichtiger ist aber, dass der Auslöser von Entzündungen heutzutage nicht mehr derselbe ist wie früher. Historisch betrachtet wurden Entzündungen vermutlich überwiegend von bakteriellen und Virusinfektionen ausgelöst, von Verletzungen und Wunden. Inzwischen jedoch führen zahlreiche Aspekte unserer modernen Lebensweise zu Entzündungen: Es hat sich beispielsweise gezeigt, dass langes Sitzen zu entzündlichen Prozessen in Muskulatur und Fettgewebe führt. Lang anhaltender Stress (auch hier ist die Rede von Monaten oder Jahren, nicht von wenigen Tagen oder Wochen) scheint dazu beizutragen, dass der Entzündungsgrad im ganzen Körper steigt. Schlafmangel und Umweltgifte haben den gleichen Effekt. Hochverarbeitete Lebensmittel führen zu Entzündungen im Magen-Darm-Trakt. Bei Übergewicht und Adipositas geschieht das Gleiche im Fettgewebe, Rauchen begünstigt Entzündungen in der Lunge und in den Atemwegen.

Was aus historischer Sicht zu Entzündungen geführt hat – Bakterien, Viren und Verletzungen –, war oftmals vorübergehend, während die heutigen Ursachen – langes Sitzen, Adipositas, Stress, Junkfood, Rauchen und Umweltgifte – teils dauerhaft auf uns einwirken. Ein Prozess im Körper, der historisch gesehen kurzlebig war, besteht heutzutage länger fort, als jemals angedacht war. Das müsste an sich kein Problem darstellen, wenn der Körper die Ursache erkennen könnte; da müsste er das Immunsystem nicht unnötig mobilisieren. Das Problem ist jedoch, dass der Körper zu glauben scheint: »Eine Entzündung ist eine Entzündung«, und somit Aspekte unseres modernen Lebensstils als Angriff durch Viren und Bakterien missversteht.

Genauso wenig wie unser Körper zwischen den Ursachen einer Entzündung unterscheiden kann, so wenig ist das Gehirn dazu in der Lage. »Moderne Entzündungen« senden folglich die gleichen Signale ans Hirn, als würden wir von Viren und Bakterien befallen. Und solange das Signal bestehen bleibt – und das ist bei modernen Entzündungsauslösern der Fall –, interpretiert das Gehirn die Signale fälschlich als: »Ich befinde mich in einer lebensbedrohlichen Lage und bin unter Dauerattacke.« Das Gehirn reagiert, indem es die Stimmung reguliert, damit wir uns zurückziehen. Wir stehen mental still – und das über längere Zeit, weil moderne Entzündungsauslöser nun mal nicht abklingen. Das Resultat ist ein länger anhaltendes seelisches Tief und somit das, was wir Depression nennen. Damit gehört auch die Depression zur Liste der Krankheiten, die durch Entzündungen verursacht werden.

Größte moderne Entzündungsauslöser

Sehen wir uns zwei der gefährlichsten modernen Entzündungsauslöser an: Dauerstress und Übergewicht. Das wichtigste Stresshormon im Körper, das Cortisol, mobilisiert Energie. Wenn ein Hund Sie ankläfft, steigt Ihr Cortisolspiegel, damit genügend Energie für Ihre Muskeln bereitsteht, um die Beine in die Hand zu nehmen. Sobald die Gefahr gebannt ist, hat das Cortisol eine weitere Funktion: nämlich Entzündungen im Körper zu bekämpfen – weil das Cortisol nämlich steuert, zu welchem Zeitpunkt Entzündungen angegangen werden sollen.

Wenn wir dauerhaftem Stress ausgesetzt sind, ist unser Cortisolspiegel entsprechend langfristig hoch, und unser Körper gewöhnt sich daran; es ist ganz so, als würde man zu oft rufen: »Achtung, ein Wolf!«, bis sich am Ende niemand mehr darum schert. Sukzessive stellt der Körper seine Reaktion auf das Cortisol ein, sprich: die entzündungshemmende Wirkung des Cortisols nimmt ab – und das hat dramatische Konsequenzen. Warum? Nun, in unserem Körper schwelen dauerhaft kleinere Entzündungen, beispielsweise kratzen wir uns die Haut auf, erleiden winzige Muskelrisse oder Verletzungen der Blutgefäße – das ist völlig normal. Das Cortisol sorgt dafür, diese Verletzungen in Schach zu halten, doch wenn der Körper irgendwann nicht mehr auf das Cortisol reagiert, bleiben derlei Verletzungen bestehen, und der Entzündungsgrad im Körper steigt. Genau dies richtet anhaltender Stress bei uns an. Gehen Sie dabei bloß nicht davon aus, dass aller Stress gefährlich wäre, ganz im Gegenteil, im Grunde ist er entscheidend für unser Überleben. Nur ist unser Körper eben nicht darauf ausgelegt, dass das Stresssystem *dauerhaft* hochtourig fährt. Erst da tendiert er dazu, gegen das Cortisol immun zu werden, sodass der Entzündungsgrad ansteigt.

Das Schlüsselwort hier ist *Erholung*, und Erholung bedeutet, dass man die Mobilisierung von Energiereserven, die Stress bei uns auslöst, wieder zurückfährt. Solange wir Erholungsphasen haben, können die meisten von uns mit Stress wunderbar umgehen. Wie viel Erholung wir brauchen, ist individuell verschieden, aber eine Faustregel besagt, dass wir bei durchschnittlicher Arbeitsbelastung in der Regel mit elf Stunden Ruhezeit zwischen zwei Arbeitseinsätzen zurechtkommen. Wenn die Belastung höher ist, brauchen wir länger, um uns zu erholen: etwa ein ganzes Wochenende und hier und da einen längeren Urlaub. Sinn und Zweck von Erholung ist, Schlaf, Ruhe und Entspannung zu priorisieren und Verpflichtungen möglichst zu minimieren.

Neben Dauerstress ist die häufigste Ursache für Entzündungen im Körper tatsächlich Übergewicht: Das Fettgewebe ist nämlich keine passive Energiereserve, sondern schickt Signale an den restlichen Körper aus, indem es Zytokine bildet, die wiederum die Immunabwehr mobilisieren. Man fragt sich, warum der Körper die Immunabwehr gegen seine eigenen Energiedepots anwirft und damit *sich selbst* als Bedrohung definiert. Die Ursache ist nach wie vor unklar, aber eine mögliche Erklärung wäre, dass Übergewicht in unserer Geschichte nie existiert hat. Daher deutet der Körper Fettpolster als etwas Fremdes und versucht, die hinderlichen Extrakilos um Bauch und Hüften zu bekämpfen, indem er eine Entzündung entwickelt. Übergewicht wird mit einem erhöhten Risiko für Depressionen in Verbindung gebracht, was natürlich daran liegen mag, dass Übergewicht ein Stigma darstellt. Es kann aber auch zumindest in Teilen daran liegen, dass die Entzündungen im Fettgewebe das Risiko erhöhen, depressiv zu werden.

*

Fassen wir zusammen: Sie und ich sind evolutionär angelegt, ein Leben als Jäger und Sammler zu führen. Unsere moderne Lebensweise, die chronischen Stress mit sich bringt, führt zu einem höheren Entzündungsgrad im Körper. Diesen deutet das Gehirn als Bedrohung – denn nichts anderes hat eine Entzündung evolutionsgeschichtlich dargestellt. Und nun glaubt unser Gehirn, dass wir uns unter Dauerattacke befänden. Aus diesem Grund versucht es, uns zum Rückzug zu bewegen, und erzeugt dafür Gefühle, die wiederum dazu da sind, unser Verhalten zu steuern. Das Gehirn dämpft unsere Stimmung, was dazu führt, dass wir niedergeschlagen sind, dass es uns schlecht geht, was seinerseits dazu führt, dass wir uns zurückziehen. Die Entzündung funktioniert insofern als eine Art Thermostat für unsere Gefühle – je mehr entzündliche Prozesse in uns vonstattengehen, umso schlechter fühlen wir uns. Bei einigen scheint das Thermostat besonders empfindlich zu sein, was teils an ihrer genetischen Disposition liegt; sie sind entsprechend anfälliger für eine depressive Erkrankung.

Bedeutet dies nun, dass bei allen, die deprimiert sind, eine Entzündung im Körper vorliegt? Nein. Eine Entzündung ist lediglich eine von *mehreren* potenziell ursächlichen Auslösern für eine Depression, aber nicht die einzige. Schätzungsweise geht etwa ein Drittel aller Depressionserkrankungen auf Entzündungsprozesse zurück. Vielleicht glauben Sie jetzt, dass entzündungshemmende Medikamente gegen Depressionen helfen könnten – und tatsächlich deutet einiges darauf hin, dass das stimmt. Medikamente, die die Bildung der proinflammatorischen Zytokine hemmen, erzielen bei Depressionen einen gewissen Effekt, allerdings keinen hinreichenden, um für sich allein zu funktionieren. Aber sie scheinen den Effekt anderer Antidepressiva zu verstärken – sofern die Depression auf Entzündungen zurückgeht, andernfalls nicht.

Die größere Perspektive

Fast all meine depressiven Patientinnen und Patienten haben sich irgendwann gefragt, worauf ihre Depression zurückzuführen ist. Die meisten vermuten soziale Faktoren – ihr Verhältnis zu Mitmenschen, Vorfälle bei der Arbeit oder in der Schule –, und in diesen Zusammenhängen ist es nur schwer verständlich, dass die Depression eine Funktion haben soll. Aber wie ich in diesem Kapitel ausgeführt habe, sollten wir Depressionen auch aus einem physiologischen Blickwinkel betrachten und hinsichtlich unseres Verhältnisses zu Bakterien und Viren. Dabei dürfen wir auch nicht von der vergleichsweise bescheidenen Bedrohung ausgehen, die derlei Krankheitserreger heutzutage darstellen, sondern müssen berücksichtigen, dass sie in 99,9 Prozent unserer Geschichte annähernd jedes zweite Menschenleben gekostet haben. Depressionssymptome können also ein tief verwurzelter Schutzmechanismus sein, der uns historisch gesehen vor anderen Bedrohungen bewahrt hat. In unserer modernen Welt läuft diese Maßnahme des Körpers jedoch schlicht aus dem Ruder – weil er von allgegenwärtigen Lebensstilfaktoren aktiviert wird.

Ich habe einiges gelernt, indem ich Depressionen aus *physiologischer* und nicht allein aus *psychologischer* Sicht betrachtet habe. Vom biologischen Standpunkt aus ist eine Depression kein bisschen bemerkenswerter als eine Lungenentzündung oder Diabetes. Weder die Lungenentzündung, der Diabetes noch die Depression haben mit Charakterschwäche zu tun, daher wäre die Aufforderung an einen Depressiven, »sich einen Ruck zu geben«, ebenso absurd wie die gleichlautende Aufforderung an jemanden, der an einer Lungenentzündung oder an Diabetes erkrankt ist. Und so wie man angesichts einer Lungenentzündung oder aufgrund von Diabetes ärztliche Hilfe in Anspruch nimmt, sollte man es auch bei einer Depression halten.

Sich die Biologie hinter einer Depression vor Augen zu führen und warum sie entsteht, heißt nicht automatisch, dass man sie einfach abschütteln kann. Doch es kann ein guter Ausgangspunkt sein: Die Kenntnis der immunologischen Prozesse, die mein Gehirn und mein Wohlbefinden beeinflussen, hat dazu geführt, dass ich vermeintlich altkluge Ratschläge zu meiner Lebensweise ernster nehme. Sie wissen – ebenso gut wie ich –, dass es Ihnen besser geht, wenn Sie Sport treiben, ausreichend schlafen und versuchen, sich unvorhergesehenem, lang anhaltendem Stress zu entziehen. Doch der Ratschlag allein – treiben Sie Sport, schlafen Sie gut, halten Sie Stress von sich fern und erholen Sie sich – bekommt eine tiefere Ebene, wenn man die biologische Logik dahinter durchdringt. Sobald wir verstehen, dass Bewegung, Schlaf, ein niedriger Stresslevel und Erholung Entzündungen eindämmen und dafür sorgen, dass das Gehirn nicht in einem fort Signale bekommt, die es irrigerweise als Dauerattacke interpretiert, behalten wir all dies besser im Blick. Allerdings heißt das noch lange nicht, dass alles, was eine Entzündung beeinflusst, als Behandlungsoption bei Depression wirkt; so einfach ist es leider nicht.

Trotzdem erleichtert uns diese Erkenntnis zu verstehen, warum eine bestimmte Gegebenheit bei der Arbeit, die den lieben langen Tag Stress verursacht, zu einer Depression führen kann. In so einer Lage mit Antriebslosigkeit und Rückzug zu reagieren, ist kein Ausdruck von Krankheit, sondern eine *gesunde* Reaktion, in der die beste Option üblicherweise die Veränderung der Arbeitssituation ist. Dies ist natürlich leichter gesagt als getan, aber der Punkt ist doch, dass eine von der Norm abweichende Reaktion auf eine gleichermaßen von der Norm abweichende Situation eher ein normales Verhalten darstellt, als dass sie auf eine Fehlfunktion im Gehirn schließen ließe.

Wie im vorigen Kapitel erwähnt, war ich überrascht, wie wertvoll es sein kann, Ängste aus dem Blickwinkel des Gehirns zu betrachten – und zu begreifen, dass rein gar nichts verkehrt daran ist, wenn wir Angst haben. Das Gleiche gilt für Depressionen: Wenn wir sie aus Sicht des Gehirns betrachten, verstehen wir nicht nur, dass an uns nichts falsch ist, sondern auch, dass Depressionen vorübergehend sind, einfach weil alle Gefühle vorübergehend sind. Wenn das Leben sich nurmehr düster anfühlt, kann es beruhigend sein, sich vor Augen zu führen, dass wir biologische Wesen sind. Es ist nur eine Phase, es geht vorbei, auch wenn es gerade nicht den Eindruck macht. So sind wir nun mal gebaut. Und mit Ihrem Empfinden sind Sie auch nicht allein: Sie haben Gesellschaft von mindestens 280 Millionen anderen.

Trotz alledem kann man nicht alle Depressionserkrankungen auf Stress und Entzündungsprozesse zurückführen. Es gibt auch noch andere Ursachen für eine depressive Erkrankung, die nicht das Geringste mit unserem Schutzarsenal gegen Bakterien und Viren zu tun haben und trotzdem eine Funktion erfüllen. Sehen wir uns eine davon genauer an.

Ein Halbjahr wertvollen Zauderns

Mit 24 beschloss ich, eine Kehrtwende im Leben hinzulegen. Ich hatte mein Studium an der Stockholmer Handelshochschule fast abgeschlossen und in den Sommerferien bei Investmentbanken und Beraterfirmen gejobbt. Doch mich quälte die Frage, ob ich wirklich die richtige Richtung eingeschlagen hatte. Die Zweifel hatten bereits an meinem ersten Tag an der Hochschule Wurzeln geschlagen und waren Jahr für Jahr drängender geworden, bis ich sie letztlich nicht mehr ignorieren konnte.

Die vor mir liegende Zukunft fühlte sich seelenlos an. Was immer ich auf mich zukommen sah – jede Herausforderung, jeder potenzielle Erfolg –, lief stets auf ein und dasselbe hinaus: so viele Kronen, Dollar und Pfund wie nur möglich zu verdienen. Letztlich ging es in der Berufswelt, an deren Schwelle ich stand, nur um Geld – aber wollte ich wirklich so leben? Oder sollte ich hinwerfen und noch mal neu anfangen?

Heute betrachte ich meine Überlegungen als den Inbegriff eines Luxusproblems. Immer noch halbwegs grün hinter den Ohren zu überlegen, einen ganzen Strauß aus Möglichkeiten dankend abzulehnen, hat nicht allzu viel mit einer echten Lebenskrise zu tun. Ich weiß auch, dass mir die Entscheidung leicht hätte fallen sollen: Ich hätte einfach das Fach wechseln können, schließlich war ich noch jung. Doch aus der Perspektive meines 24-jährigen, ungesund wettbewerbsorientierten Egos hätte ich ebenso gut schon ein halbes Arbeitsleben hinter mir haben können. Darüber zu entscheiden, »so spät im Leben« eine ganz neue Richtung einzuschlagen, fiel mir unendlich schwer. Damit hätte ich vier ganze Jahre vergeudet – das nahm ich nicht auf die leichte Schulter.

Einen ganzen Winter und Frühling lang zog ich mich zurück. Grübelte. Schlief schlecht. Zerbrach mir den Kopf. Entschied mich. Entschied mich anders. Und so ging es hin und her. Ich fühlte mich niedergeschlagen, in jeder Hinsicht unmotiviert, hatte Schwierigkeiten, mich auf etwas anderes zu konzentrieren als auf diese eine Frage, behielt aber alles für mich. Ein Jahr später betrat ich erstmals das Audimax im Karolinska-Institut. Ich hatte zu guter Letzt beschlossen, Medizin zu studieren. Im Nachhinein weiß ich, dass dies die wichtigste Entscheidung meines Lebens war, und ich habe oft darüber nachgedacht, ob jene Phase der Niedergeschlagenheit ausschlaggebend dafür war, dass ich diesen Beschluss schlussendlich treffen konnte.

Als Psychiater habe ich festgestellt, dass sich viele meiner Patientinnen und Patienten, denen es psychisch schlecht geht, mit einer bevorstehenden wichtigen Entscheidung schwertun. Es kommt nicht allzu oft vor, dass sie es so formulieren, aber sobald ich diesbezüglich nachhake, ist es doch relativ häufig der Fall. Eine Frau erzählte, dass sie darüber nachdenke, ihren Mann zu verlassen. Ein Mann überlegte, seinen Job zu kündigen, in dem er schon viel zu lange verharrte, und sich auf eine andere Stelle zu bewerben. Ein anderer bewarb sich seit Jahren an verschiedenen Schauspielschulen und stand nach zahlreichen Absagen vor der Entscheidung, seinen Traum, Schauspieler zu werden, an den Nagel zu hängen. Wann immer ich so einen Patienten antreffe, erkenne ich mein 24-jähriges grübelndes Ich in ihm wieder. Sie alle knabbern an einer Entscheidung, zerbrechen sich den Kopf, fassen einen Beschluss, verwerfen ihn wieder, entscheiden neu, entscheiden anders … und dabei geht es ihnen schlecht.

Wie ich festgestellt habe, geht es für die meisten von ihnen ebenso gut aus wie einst für mich. Viele empfinden – genau wie ich – derlei Grübel- und Unentschlossenheitsphasen als zwar unbehaglich, aber wesentlich, um den nächsten großen, wichtigen Schritt zu gehen – so als müssten sie erst über die emotionale Klinge springen. Das Leben hält eine lange Reihe von Entscheidungen bereit, und bei den allermeisten funktioniert der Autopilot unseres Gehirns ganz ausgezeichnet – aber manche Entscheidungen trifft man dann doch nicht so leicht. Kann es sein, dass das Gehirn anders funktioniert, wenn es um umwälzende Veränderungen geht? Sollen depressive Symptome uns womöglich helfen, uns von alltäglichen Ablenkungen fernzuhalten, damit wir unsere ungeteilte Aufmerksamkeit auf die eine wichtige Frage richten, ehe wir uns entscheiden?

Um dies zu beantworten, sind meine persönlichen Erfahrungen natürlich nicht ausreichend. Fragen wir daher die Forschung. Und spannenderweise gibt es Studien, die ergründen, wie unser Wohlbefinden unsere Denkfähigkeit beeinflusst. In einer dieser Studien durften Kinder sich

Wenn das Leben sich nur noch düster anfühlt, kann es beruhigend sein, sich vor Augen zu führen, dass wir biologische Wesen sind. Es ist nur eine Phase, es geht vorbei, auch wenn es gerade nicht den Eindruck macht. So sind wir nun mal gebaut.

Videoclips ansehen und Musikstücke anhören, die sie entweder fröhlich oder traurig stimmten. Anschließend wurden sie einem Psychotest unterzogen, in dem es darum ging, Muster in einem Bild zu erkennen, was eine gewisse Konzentration aufs Detail erforderte. Ich selbst wäre davon ausgegangen, dass die fröhlichen Kinder besser abschneiden würden, doch das Gegenteil war der Fall: Fröhliche Kinder schnitten *schlechter* ab als traurige. Eine mögliche Erklärung wäre, dass wir aufhören, Fehler aufspüren zu wollen, wenn es uns gut geht – es läuft schließlich alles glatt, warum also nach dem Haar in der Suppe suchen? Wenn es uns gut geht, tendieren wir dazu, uns auf eher allgemeine Informationen zu stützen und über Kleinigkeiten hinwegzusehen. Spannenderweise sind wir auch leichter zu täuschen, wenn es uns gut geht, möglicherweise weil wir Details da weniger kritisch beleuchten. Wenn es uns schlecht geht, ist das Gegenteil der Fall: Da richten wir unser Augenmerk eher auf jene Kleinigkeiten, sind kritischer, suchen gezielt nach einem Haken.

Von Musik fröhlich oder traurig gestimmt zu sein ist natürlich nicht dasselbe, wie glücklich oder depressiv zu sein. Trotzdem erlauben die Studien einen interessanten Schluss: Unser Wohlbefinden scheint mit unseren kognitiven Fähigkeiten Hand in Hand zu gehen, und welche Fähigkeiten wir gerade brauchen, ist je nach Situation unterschiedlich. Mal ist es der kritische, detailfokussierte Blick: Da müssen wir innehalten, nachdenken, unsere Aufmerksamkeit auf potenzielle Bedrohungen oder Schwierigkeiten richten und eine Sache drehen und wenden; in solchen Phasen neigen wir zu einem Gefühl von Niedergeschlagenheit. In anderen Situationen ist der Gesamteindruck einer Lage wesentlicher, wir sind risikofreudiger und zukunftsorientiert. In diesen Phasen geht es uns tendenziell gut.

Diese Annahme, dass eine depressive Verstimmung eine strategische Stellschraube unseres Gehirns für lebenswichtige Entscheidungen sein könnte, nennt sich auch *analytical rumination hypothesis.* Ich werde wohl nie erfahren, ob dies in jenem Winter und Frühling vor rund 20 Jahren auf mich zutraf, und ich will auch nicht sagen, dass kraftloses Grübeln immerzu gut für uns ist – oft ist es sowohl destruktiv als auch lähmend. Aber es kann eben auch von Vorteil sein, über jene Art von kognitiven Fähigkeiten zu verfügen, die mit Depressionen einhergehen – so wie es einst von Vorteil war, um jeden Preis die Beine in die Hand nehmen zu können.

Klingt für Sie weit hergeholt? Überlegen Sie mal, ob Sie in irgendeiner Phase Ihres Lebens niedergeschlagen waren, sich vielleicht von anderen zurückgezogen haben und ob sich diese Phase im Nachhinein nicht als wertvoll erwiesen hat. Vielleicht erinnern Sie sich an eine Entscheidung, die Sie lange durchdacht und über der Sie gebrütet haben. Womöglich möchten Sie diese Zeit gar nicht ungeschehen machen, weil Sie damals etwas Wichtiges gelernt haben. Vielleicht hatten Sie so eine Phase – vielleicht auch nicht. Und dass sie hilfreich sein *kann*, heißt noch lange nicht, dass sie auch ausnahmslos hilfreich *ist*.

Es gibt also vollkommen normale Ursachen dafür, dass das Gehirn mit Trübsinn reagiert, sodass wir eine Depression entwickeln, die nicht das Geringste mit Stress oder einem uralten Schutzmechanismus gegen Bakterien und Viren zu tun hat. Gleichzeitig ist das allermeiste, was mit dem Gehirn zu tun hat, hoch kompliziert – und das gilt insbesondere für Depressionen. Oft ist es schwierig, eine verlässliche Antwort auf die Frage zu geben, warum jemand eine Depression entwickelt. Die Realität ist nun mal nicht schwarz oder weiß, sondern hat unendlich viele Grauschattierungen. Man kann folglich nicht sagen, dass *alle* Depressionserkrankungen eine Funktion erfüllen und entweder auf Entzündungen beruhen oder Ausdruck intensiven In-sich-Gehens vor einer wichtigen Entscheidung sind. Aber auf der Grauskala, die bei steuerbarem psychosozialem Stress ansetzt und bis zu schwerlich kontrollierbaren evolutionär angelegten Schutzmechanismen reicht, unterschätzen wir oftmals die Rolle der Biologie. Und selbst wenn die meisten Depressionserkrankungen dysfunktionale Grübeleien mit sich bringen, die nirgends hinführen, können sie mitunter ein Element des Rückzugs enthalten, der den Raum für eine lebensverändernde Entscheidung eröffnen soll.

Wenn wir glauben, dass Angststörungen und Depressionen automatisch bedeuten, dass unser Gehirn »kaputt« oder krank ist, lassen wir außer Acht, dass seine wichtigste Aufgabe ist, unser Überleben zu gewährleisten, und nicht, uns mit Wohlbefinden zu beschenken. Diese Erkenntnis verändert natürlich zunächst nichts an dem Umstand, dass Depressionen und Ängste uns lähmen und unser Leben beeinträchtigen oder es uns sogar kosten können. Im nächsten Kapitel betrachten wir aus Sicht des Gehirns ein paar wichtige Schlüssel, mit denen wir Depressionen und Ängste behandeln und ihnen vor allem vorbeugen können. Wir fangen mit etwas an, was Sie vielleicht nur mit Langeweile assoziieren, was aber historisch betrachtet für den Menschen den Untergang bedeuten konnte: Einsamkeit.

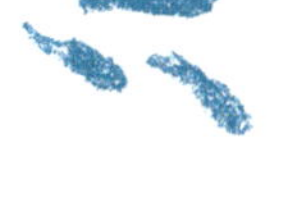

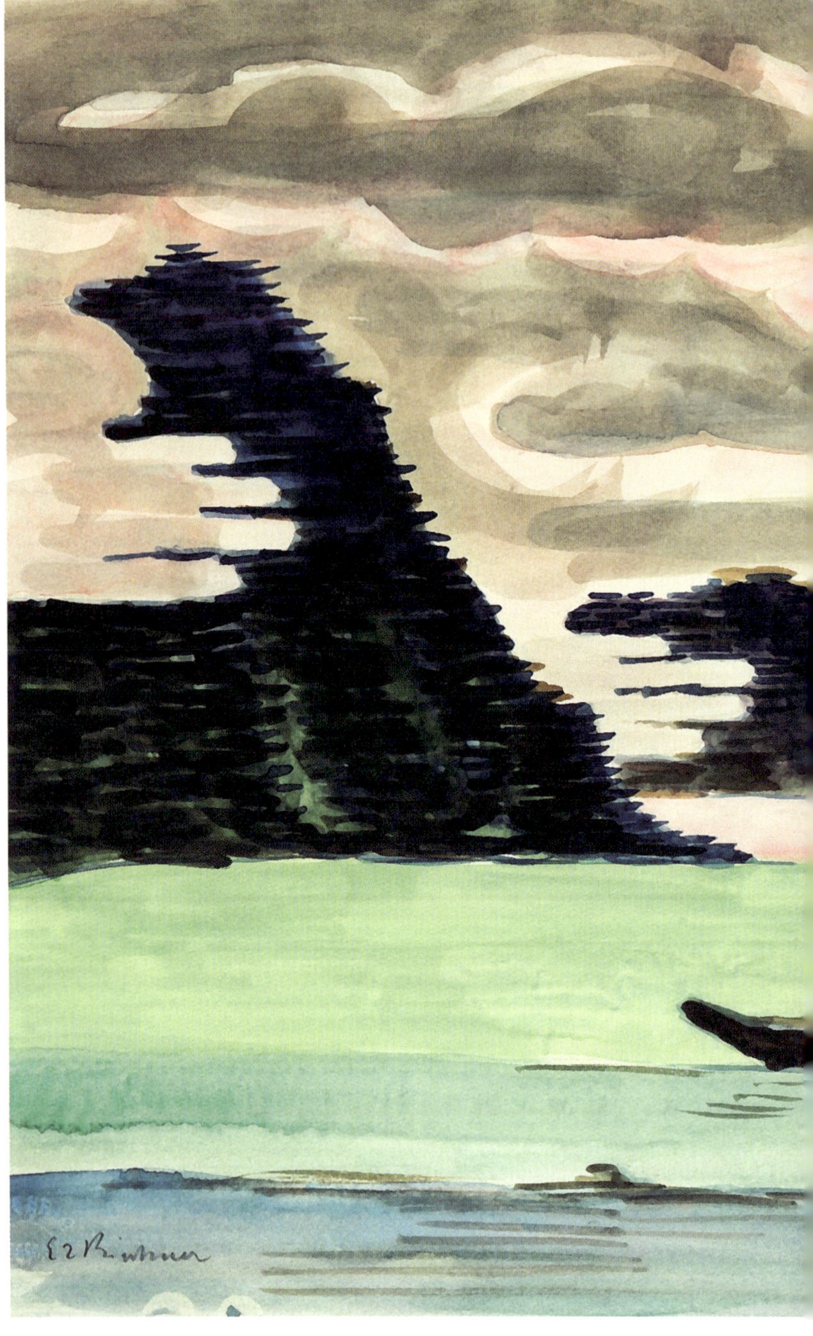

5. EINSAMKEIT

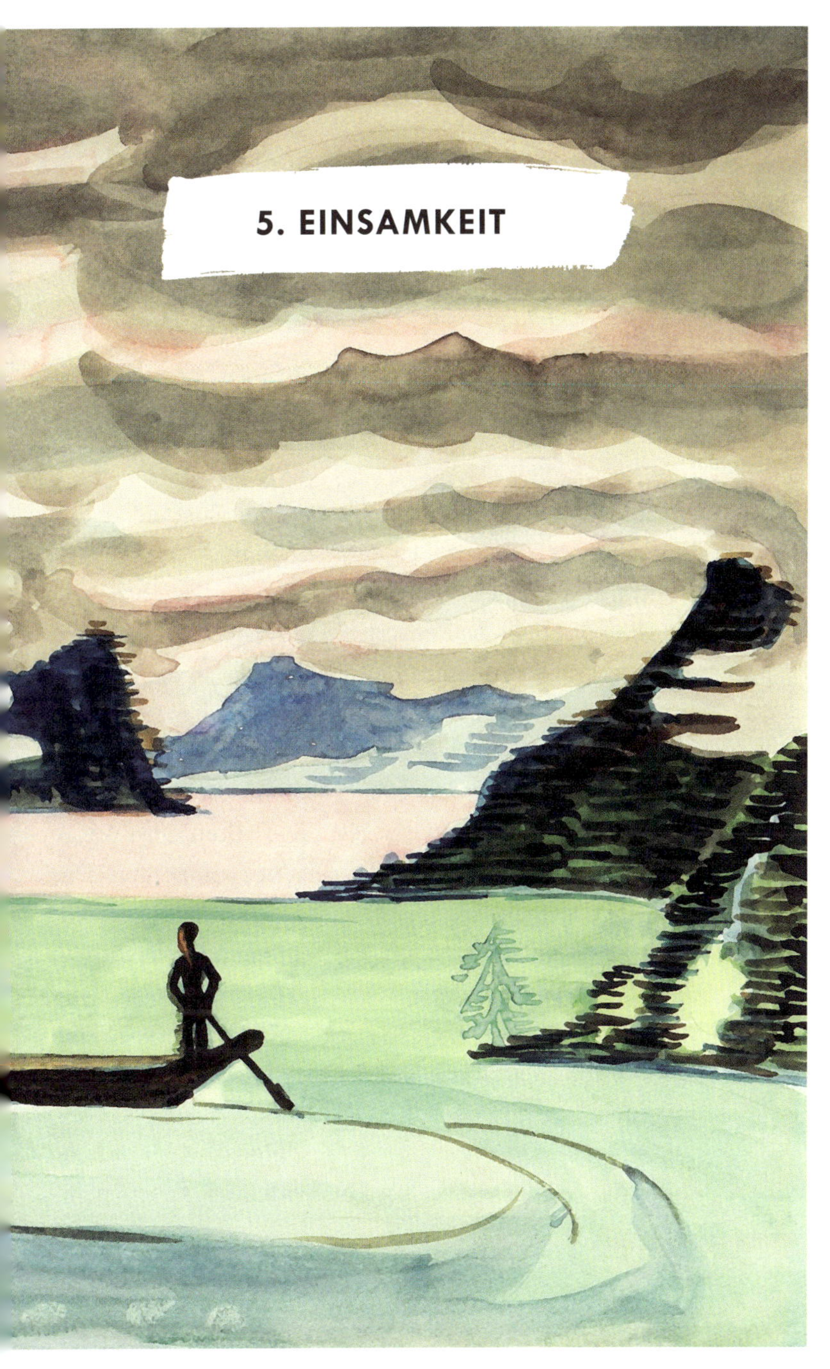

Die Seele schreckt vor der Leere zurück und sucht um jeden Preis Kontakt.

HJALMAR SÖDERBERG:
DOKTOR GLAS

STELLEN SIE SICH EINEN medizinischen Zustand vor, an dem mehr als ein Drittel von uns leiden und der für einen von zwölf Menschen so schwerwiegend und gefährlich ist wie etwa der tägliche Konsum einer Schachtel Zigaretten. So etwas gibt es. Es nennt sich Einsamkeit. In der medizinischen Forschung ist dies eine der überraschendsten Entdeckungen der letzten Jahrzehnte: dass Freunde und Familie ein Leben nicht nur inhaltsreich machen, sondern es überdies verlängern und uns gesund erhalten. Die düstere Kehrseite ist, dass ein Mangel an engen zwischenmenschlichen Verbindungen das Risiko einer Erkrankung erhöht. In diesem Kapitel sehen wir uns genauer an, wie wir von Einsamkeit beeinflusst werden und warum die Auswirkungen sowohl auf unser Gehirn als auch auf unseren Körper so kraftvoll sind – und natürlich, was wir diesbezüglich unternehmen können.

Doch ehe wir fortfahren – was ist eigentlich ganz konkret Einsamkeit? Auf selbst für Mediziner knochentrockene Art wird Einsamkeit beschrieben als »die Unwohlsein fördernde Diskrepanz zwischen dem erwünschten und tatsächlich erlebten Maß sozialer Kontakte«. Die Definition betont etwas ganz Elementares: Einsamkeit ist das Missverhältnis zwischen der Anzahl vertrauter Bezugspersonen, die wir haben, und jener, die wir gerne hätten. Weil unsere sozialen Bedürfnisse unterschiedlich sind, kann man Einsamkeit nicht an der Anzahl der Facebook-Freunde, Mittagessensverabredungen, Weihnachtskarten oder Telefonate festmachen. Ich persönlich brauche nicht allzu viele Menschen in meiner Nähe, um mich wohlzufühlen, während einige meiner Freunde fast schon in Panik geraten, wenn sie mal ein paar Stunden lang allein sein müssen. Das Erlebnis von Einsamkeit ist also subjektiv und bedeutet *nicht*, dass man räumlich von anderen abgeschnitten ist. Wir können starke Nähe zu anderen empfinden, auch wenn wir allein sind, und uns isoliert fühlen, wenn wir von Menschen umgeben sind. Mit anderen Worten: Wenn Sie sich einsam fühlen, sind Sie auch einsam. Wenn Sie sich nicht einsam fühlen, sind Sie es nicht – ganz gleich, wie Ihr soziales Leben aussieht.

Wenn Sie fürchten, Schaden zu nehmen, sobald Sie für eine kürzere Zeitspanne allein sind, kann ich Sie beruhigen: Es bedarf eines längeren Zeitraums, ja, mehrerer Monate oder Jahre, damit das Risiko einer Erkrankung steigt. Sich über kürzere Zeit einsam zu fühlen ist nicht nur ungefährlich, sondern meist auch kaum zu vermeiden. Einsamkeit ist ein natürlicher Teil unserer Biologie und etwas,

was fast alle hin und wieder empfinden. Es ist ebenso unrealistisch zu erwarten, niemals Einsamkeit zu verspüren, wie nie Angst empfinden zu müssen.

Einsamkeit und Depression

Es ist kaum überraschend, dass Einsamkeit das Risiko erhöht, an einer Depression zu erkranken, doch die meisten von uns dürften sich kaum bewusst sein, wie eng verknüpft Depression und Einsamkeit tatsächlich sind. Einer Studie zufolge ist die Wahrscheinlichkeit, dass sich ein depressiver Mensch zugleich einsam fühlt, zehnmal höher als in der Gesamtbevölkerung. Ich hatte gerade erst wenige Monate als Psychiater praktiziert, als mir auffiel, dass überraschend viele meiner Patientinnen und Patienten – ganz gleich, ob sie in den Zwanzigern, im mittleren Alter oder bereits älter waren – sich einsam und isoliert fühlten, ein Teil durchaus schon länger, aber für die meisten schien die Einsamkeit mit ihrer Depression zusammengefallen zu sein, woraufhin ich mich fragte, ob die Depression eine Folge der Einsamkeit war oder ob wir erst depressiv werden und uns daraufhin zurückziehen und uns isolieren. Was kommt zuerst: die Depression oder die Einsamkeit?

In Australien untersuchten Wissenschaftler mehr als 5000 Menschen in einem Durchschnittsalter von 50 Jahren. Die Studienteilnehmer mussten eine Reihe von Fragen beantworten: Wie sie sich fühlten, wie vielen Gruppen oder Vereinen sie angehörten – seien es gemeinnützige, politische oder religiöse Vereine oder aber schlicht Ansammlungen von Menschen, die einem gemeinsamen Hobby nachgingen. Es war alles dabei: von Buchklubs, Chören, Kochgruppen, Nähzirkeln, Sportvereinen und Kirchenkreisen bis zu Hundevereinen, Bridge-Runden und Freizeit-Kickerteams.

Zwei Jahre später wurden denselben Studienteilnehmern die gleichen Fragen abermals gestellt. Wie sich herausstellte, hatte ein Teil derer, die bei der ersten Untersuchung Anzeichen von Depressionen gezeigt hatten, bei der zweiten Befragung keine mehr. Bei jenen, deren Beschwerden abgeklungen waren, hatte sich ein höherer Anteil in den zwei Jahren seit der ersten Befragung einer oder mehreren sozialen Gruppierungen angeschlossen. Der Einsamkeit Einhalt zu gebieten, indem man sich geselligen Aktivitäten anschließt, korrelierte also mit gesteigerten Genesungschancen. Dies dürfte ein Hinweis dafür sein, dass zuerst oftmals – aber natürlich nicht immer – die Einsamkeit kommt, dann erst die Depression. Wenn man der Einsamkeit ein Ende setzt, steigt die Wahrscheinlichkeit, dass die Depression vorübergeht. Das Interessante an dieser Studie war teils, wie groß der Effekt war, teils, dass er sogar anstieg, je mehr sozialen Gruppierungen man sich anschloss. Für jene, die sich einer Gruppe anschlossen, war das Risiko, an einer Depression zu erkranken, um 24 Prozent geringer, und für diejenigen, die sich sogar drei

Gruppen anschlossen, um 63 Prozent geringer als für jene, die sich keiner Gruppierung angeschlossen hatten. Anhand solcher Zahlen könnte man fast annehmen, dass Isolation und Einsamkeit eine enorme Einflussgröße für Depressionen sind, wie wir sie heutzutage erleben – und tatsächlich deutet vieles genau darauf hin. In einer groß angelegten Studie, in der 4200 Teilnehmerinnen und Teilnehmer über zwölf Jahre hinweg befragt wurden, kamen die Wissenschaftler zu dem Ergebnis, dass fast 20 Prozent aller Depressionen bei 50-jährigen und älteren Menschen auf Einsamkeit zurückgingen. Sprich: Jeder Fünfte wurde aufgrund von Einsamkeit depressiv.

Ein überraschendes Ergebnis

Es ist jedoch nicht nur die Gehirntätigkeit, die von Einsamkeit beeinflusst wird, sondern auch unser Körper: Eine Forschungsgruppe beschloss zu untersuchen, warum einige Menschen mit Herzerkrankungen überlebten und andere nicht. Sie befragten gut 13 000 Personen, die einen Herzinfarkt erlitten hatten, an Herzrhythmusstörungen, Herzinsuffizienz oder einem Herzklappenfehler litten. Die Teilnehmerinnen und Teilnehmer der Studie gaben an, ob sie rauchten, Alkohol tranken, welche Erkrankungen in der Familie vorlagen und wie sie ihren übrigen Gesundheitszustand einschätzten. Sie beantworteten auch ein paar überraschende Fragen, beispielsweise, ob sie sich öfter einsam fühlten und ob sie jemanden hätten, mit dem sie bei Bedarf reden konnten.

Als die Wissenschaftler die Studienteilnehmer einige Jahre später erneut befragten, zeigte sich, dass Herzerkrankte, die rauchten und Alkohol konsumierten, ein im Vergleich zum Durchschnitt erhöhtes Sterblichkeitsrisiko hatten – genau wie jene, die sich einsam fühlten. Ganz unabhängig von der Art der Erkrankung war das Risiko zu versterben bei den Einsamen annähernd doppelt so hoch wie bei den Nicht-Einsamen. Konnte es daran liegen, dass die Einsamen ungesünder lebten? Wer einsam ist, hat schließlich niemanden, der einen dazu anhält, Sport zu machen, mit dem Rauchen aufzuhören oder weniger Junkfood zu essen. Die Wissenschaftler bereinigten die Ergebnisse daher um die Punkte Sport, Rauchen und Ernährung – und trotzdem war Einsamkeit weiterhin ein entscheidender Faktor für einen vorzeitigen Tod. Einsamkeit schien folglich *an sich* eine Gefahr darzustellen.

Das gleiche düstere Muster ergab sich bei fast 3000 Frauen, die an Brustkrebs erkrankt waren. Diejenigen, die sich einsam und sozial isoliert fühlten, erlagen dem Krebs im Vergleich häufiger. Als Ergebnisse aus 148 Studien mit alles in allem gut 300 000 Teilnehmerinnen und Teilnehmern zusammengelegt wurden, hatten Freundschaften und sozialer Support so stark mit einem verminderten Sterblichkeitsrisiko nach einem Schlaganfall oder einem Herzinfarkt korreliert, dass sie sich annähernd auf demselben Niveau wie längst anerkannte, »handfeste« Schutzfaktoren bewegten wie etwa die Tabakabstinenz und regelmäßiger Sport. Einsamkeit erhöht also das Risiko, an der gängigsten Todesursache der westlichen Welt (Herzinfarkt) sowie an der viertgängigsten (Schlaganfall) zu sterben, auf ein mit dem Tabakkonsum vergleichbares Niveau. Aus den genannten Ergebnissen zogen die Wissenschaftler die Schlussfolgerung, dass Einsamkeit ebenso gefährlich sei wie der Konsum von durchschnittlich 15 Zigaretten am Tag. Als ich dies erstmals las, war ich verwirrt; wie konnte Einsamkeit für den Körper gefährlich sein?

Einsamkeit – Kampf oder Flucht

Das Gehirn steuert die Organtätigkeit mithilfe einer enormen Anzahl von Nerven. Diese Steuerung geschieht mehrheitlich jenseits Ihrer Kontrolle – Sie müssen keinen Gedanken daran verschwenden, wie Ihr Herz schlägt und wie Ihr Darm oder Ihre Leber funktioniert. Dieser nicht willensgesteuerte Teil des Nervensystems besteht aus zwei Teilen: dem *sympathischen* und dem *parasympathischen* Nervensystem. Das sympathische ist an den Kampf-oder-Flucht-Impuls gekoppelt und wird aktiv, sobald Sie Angst, Wut oder Aufregung verspüren. Es sorgt dafür, dass Ihre Pulsfrequenz und Ihr Blutdruck ansteigen, und es wird vermehrt Blut in die Muskeln gepumpt, damit Sie handeln – also entweder zum Angriff übergehen oder das Weite suchen können.

Dem Sympathikus gegenüber steht der Parasympathikus, der mit Verdauung und Ruhe verknüpft ist. Dieser Teil des Nervensystems wird aktiviert, sobald Sie langsam ausatmen, genau wie ich es im Kapitel über Ängste kurz angerissen habe. Das parasympathische Nervensystem senkt den Puls und schickt Blut in den Magen-Darm-Trakt, wo unsere Nahrung verdaut wird. Beide Teile des autonomen Nervensystems sind in diesem Augenblick bei Ihnen aktiv, doch welcher davon dominiert, ändert sich in einem fort. Wenn Sie einem Bus hinterherlaufen oder nervös werden, weil Sie gleich einen wichtigen Vortrag halten müssen, nimmt der Sympathikus überhand; sobald der Vortrag geschafft ist und Sie sich hinsetzen, um zu Mittag zu essen, dominiert der Parasympathikus.

Es wäre naheliegend anzunehmen, dass Einsamkeit das parasympathische Nervensystem triggert – denn wer einsam ist, hat schließlich Zeit, sich zu entspannen, es gibt niemanden, mit dem man kämpfen oder vor dem man die Flucht ergreifen müsste. Doch in Wahrheit ist es genau umgekehrt: Einsamkeit triggert das sympathische Nervensystem und ist vielmehr mit dem Kampf-oder-Flucht-Impuls (*fight or flight*) verknüpft statt mit Ruhe.

Dass lang anhaltende Einsamkeit dazu führt, dass der Körper jederzeit bereit ist, in den Kampf zu ziehen oder zu fliehen, ist nur die erste einer Reihe von augenscheinlich paradoxen Entdeckungen rund um das Thema Einsamkeit. Unter anderem hat sich gezeigt, dass wir unsere Umwelt und andere Menschen als bedrohlicher wahrnehmen, wenn wir uns einsam fühlen. Wir sind aufmerksamer für den Gesichtsausdruck unseres Gegenübers und deuten ihn anders; das Gehirn ist hypersensibel für Anzeichen, dass jemand uns übel gesinnt sein könnte, weshalb wir die Menschen in unserer Nähe als eher wettbewerbsorientiert und weniger hilfsbereit wahrnehmen. Bekannte werden allmählich zu Fremden. Wenn wir einsam sind, wirkt die Welt kurz gesagt weniger einladend und eher bedrohlich.

Die Stärke der Gruppe

Warum wir so funktionieren, lässt sich nicht mit Gewissheit sagen, aber wie so oft erhalten wir eine mögliche plausible Erklärung durch den Blick in die Vergangenheit: In 99,9 Prozent unserer Geschichte waren wir von Mitmenschen abhängig, um zu überleben. Die wenigen, die alle Bedrohungen und Katastrophen überlebten, mit denen die Natur uns konfrontierte, und die daher Ihre und meine Vorfahren wurden, überlebten *gemeinsam*. Allein, dass Sie dies hier lesen, ist eine Folge davon, dass Ihre Vorfahren zusammenhielten und einander beschützten. Gemeinschaft sicherte das Überleben. Wer immer ausgerüstet war mit einem starken Interesse an sozialen Verbindungen und diese auch aufrechterhielt, hatte bessere Karten, tödlichen Gefahren zu entkommen. Als Nachfahren dieser Überlebenden haben auch Sie und ich ein tief verwurzeltes Bedürfnis, zwischenmenschliche Beziehungen einzugehen und zu pflegen. Das Gehirn belohnt Gemeinschaftlichkeit mit Wohlbefinden aus rein egoistischen Gründen – weil wir auf uns allein gestellt deutlich weniger Chancen hatten, am Leben zu bleiben. Das Unbehagen, das Einsamkeit in uns verursacht, ist somit das Werkzeug unseres Gehirns, uns zu vermitteln, dass wir uns um unsere sozialen Bedürfnisse kümmern sollten; wir befinden uns in einem Zustand, den das Gehirn als erhöhtes Sterblichkeitsrisiko deutet – denn nichts anderes hat Einsamkeit in weiten Teilen der Menschheitsgeschichte bedeutet.

Aus dieser Perspektive ist es leichter zu verstehen, warum Einsamkeit eher mit Kampf oder Flucht gekoppelt ist als mit Verdauung und Ruhe: Das Gehirn deutet Einsamkeit so, dass Ihnen niemand den Rücken stärken kann und Sie deshalb besonders wachsam für Gefahren sein müssen. In der Folge befinden wir uns dauerhaft in Alarmbereitschaft, sprich: Unser Körper registriert einen zwar niedrigschwelligen, aber lang anhaltenden Stress – der Sympathikus hat übernommen. Andauernde Anspannung wiederum ist mit erhöhtem Blutdruck verbunden und einem erhöhten Entzündungsgrad. Dies ist eine sowohl mögliche als auch plausible Erklärung dafür, dass Einsamkeit uns eine schlechtere Überlebensprognose zum Beispiel bei Herz-Kreislauf-Erkrankungen beschert.

Einsamkeit bedeutet also, dass das Gehirn seine Alarmbereitschaft erhöht und dass unsere Umgebung eher bedrohlich auf uns wirkt. Dies mag uns aus historischer Sicht das Leben gerettet haben, aber für Sie und für mich bringt dies mehr Schaden als Nutzen. Es erleichtert uns nämlich mitnichten ein soziales Miteinander, wenn wir andere als eher feindlich gesinnt wahrnehmen. Wir riskieren vielmehr, selbst ungesellig und arrogant zu wirken. Und andere negativ zu betrachten kann in der Folge dazu führen, dass wir uns zurückziehen: »Eigentlich wollen sie gar nicht, dass ich bei ihrer Feier erscheine – da kann ich genauso gut zu Hause bleiben.« Derlei Überlegungen führen zwangsläufig in einen Teufelskreis, in dem wir uns zusehends isolieren und die Umwelt als umso negativer wahrnehmen: »Sie wollen definitiv nicht, dass ich komme. Sie haben mich nur eingeladen, um ihr schlechtes Gewissen zu besänftigen oder weil sie etwas von mir wollen. Da werde ich garantiert nicht hingehen!«

Und als wäre dies nicht genug, hat sich gezeigt, dass in Phasen länger anhaltender Einsamkeit auch der Schlaf fragmentierter wird. Wir schlafen nicht kürzer, aber oberflächlicher, und wachen häufiger auf. Zweifelsohne kann man sich fragen, warum derjenige, der allein schläft, mit kürzeren Tiefschlafphasen abgestraft wird. Und warum sollte jemand, der allein schläft, öfter aufwachen? Er wird schließlich von niemandem gestört, der danebenliegt und sich im Schlaf bewegt? Auch hier erhalten wir eine plausible Erklärung, wenn wir in die Geschichte zurückblicken: Wer allein schlief, hatte niemanden, der ihn vor Gefahren warnen konnte. Deshalb war es lebenswichtig, einen leichten Schlaf zu haben und nicht allzu lange in Tiefschlafphasen abzusinken.

Schlimmer als Unfälle

Dass das Gehirn Einsamkeit als Bedrohung interpretiert, zeigte sich deutlich, als eine Gruppe aus Versuchspersonen einen Persönlichkeitstest durchführte, bei dem das (manipulierte) Ergebnis im Vorhinein feststand. Unabhängig davon, wie die Studienteilnehmer die Fragen beantworteten, wurde einem Teil von ihnen im Anschluss mitgeteilt, dass sie aufgrund ihrer Persönlichkeitsstruktur ein erhöhtes Risiko aufwiesen, einsam zu werden; andere erfuhren, dass sie aufgrund ihrer Persönlichkeit über ein höheres Unfallrisiko verfügten. Wieder anderen wurde bescheinigt, ihnen stünde angesichts ihrer Persönlichkeit ein reiches Sozialleben mit vielen Freunden ohne gesteigertes Unfallrisiko bevor.

Unmittelbar nachdem die Testergebnisse verkündet wurden, unterzogen die Teilnehmer sich einer Reihe von Kognitionstests, in denen der IQ, das Konzentrations- sowie das Erinnerungsvermögen untersucht wurden. Wie sich zeigte, schnitten jene, denen ein erhöhtes Einsamkeitsrisiko beschieden worden war, schlechter ab als diejenigen, die mit einem reichen Sozialleben und keinerlei Unfallneigung rechnen durften – was zunächst nicht verwunderlich ist. Sobald wir hören, dass wir Gefahr laufen, einsam zu werden, fängt das Gehirn sofort an zu ermitteln, was es unternehmen kann, um so eine Situation zu vermeiden: »Was muss ich tun, um nicht aus der Gemeinschaft verstoßen zu werden?« Angesichts solcher Überlegungen schwindet die Konzentration, und entsprechend schlechter werden die Ergebnisse der Kognitionstests. Das Gleiche galt für jene, die von ihrem erhöhten Unfallrisiko erfahren hatten: Sie schnitten bei den Tests ebenfalls schlechter ab. Auch das ist nicht überraschend, denn sobald Sie hören, dass Sie Gefahr laufen, Unfälle zu erleiden, fängt Ihr Gehirn an zu ergründen, was Sie zur Vermeidung tun könnten. Die Konzentration auf den Test nimmt ab, und entsprechend wird das Ergebnis schlechter.

Das Interessante ist indes, dass jene, denen ein erhöhtes Einsamkeitsrisiko bescheinigt wurde, bei den Tests messbar schlechter abschnitten als diejenigen, die ein vermeintlich höheres Unfallrisiko aufwiesen. Aus Sicht des Gehirns scheint künftige Einsamkeit die noch größere Bedrohung darzustellen als künftige Unfälle. Einsamkeit ist also ein Zustand, den das Gehirn um jeden Preis vermeiden will und der oberste Priorität hat – sogar noch vor Unfällen. Überlegen Sie mal, wie aufmerksam wir gegenüber sozialen Signalen sind, wenn auch nur die Möglichkeit besteht, dass wir aus einer Gemeinschaft ausgeschlossen werden könnten. »Warum hat sie nicht angerufen?«, »Warum bin ich nicht zur Hochzeit eingeladen?«, »Warum haben sie mich nicht gefragt, ob ich zum Picknick mitkommen möchte?« Es fällt uns schwer, derlei Gedanken abzuschütteln, und das liegt daran, dass Hinweise auf einen potenziellen Ausschluss aus der Gemeinschaft in weiten Teilen unserer Geschichte Alarmsignale waren, dass etwas ernsthaft schiefzulaufen drohte und uns das

Leben kosten konnte. Eine solche Situation galt es sofort zu bereinigen.

Jemanden zu isolieren – die Person nicht zu einer Feier einzuladen oder sich nicht mehr bei ihr zu melden – bedeutet also rein praktisch, ein Signal auszusenden, dass die Person »nicht mehr dazugehört«. Solche Botschaften werden vom Gehirn als akute Krise gedeutet, als lebensbedrohlich, und augenblicklich wird das sympathische Nervensystem aktiviert. Jemanden zu einzubeziehen – eine Einladung auszusprechen, eine Nachricht zu schreiben oder anzurufen – ist im Umkehrschluss ein Signal, dass man »dazugehört«. Tief im Inneren des Empfängers setzen steinalte evolutionäre Mechanismen ein, die ihm versichern: »Irgendjemand hilft mir, falls mir etwas passiert.« Das Gehirn nimmt kein gesteigertes Risiko einer Bedrohung mehr wahr, und der Sympathikus kann zurückfahren.

ISOLIERUNG VERSUS HUNGERTOD

Forscher am MIT ließen Versuchspersonen zehn Stunden in gänzlicher Isolation in einem fensterlosen Raum verbringen. Anschließend wurden deren Gehirne in einem Magnetresonanztomografen untersucht. Dort bekamen sie Bilder von Menschen in Interaktion zu sehen. Es zeigte sich, dass durch das Betrachten der Bilder ein Areal tief im Gehirn namens *Substantia nigra* aktiviert wurde. Je stärker die Versuchspersonen ihr Bedürfnis nach menschlichem Kontakt eingeschätzt hatten und je reicher ihr Sozialleben war, umso höher die Aktivität jenes Gehirnareals.

Die Teilnehmer sollten anschließend zehn Stunden fasten und sich abermals in den Magnetresonanztomografen legen, wo sie nun Bilder von Nahrungsmitteln gezeigt bekamen. Interessanterweise ähnelte das Aktivitätsmuster in der Substantia nigra jenem beim Anblick von Menschen in Interaktion. Allerdings unterschied sich das Aktivitätsmuster in anderen Teilen des Gehirns, etwa im Belohnungszentrum, je nachdem, ob sich die Teilnehmer eher nach Essen oder nach Geselligkeit sehnten.

Die Wissenschaftler hinter der Studie nehmen an, dass die Substantia nigra ein *generelles* Signal der Bedürftigkeit aussendet, unabhängig davon, ob es sich um Nahrung, sozialen Kontakt oder etwas anderes handelt. Die Aktivität in den anderen Gehirnarealen wiederum variiert, je nachdem, wonach sich gesehnt wird. Dass das Gehirn jedoch eine vergleichbare neuronale Maschinerie sowohl für Hunger als auch für das Bedürfnis nach Sozialkontakten benutzt, deutet darauf hin, dass das Bedürfnis, soziale Verbindungen einzugehen und aufrechtzuerhalten, aus Sicht des Gehirns ebenso grundlegend ist wie Nahrung.

Passt Ihnen das?

Warum habe ich einen Großteil dieses Kapitels darauf verwendet zu beschreiben, weshalb das Gehirn auf Einsamkeit so reagiert? Na ja, weil diese Erkenntnisse wichtig sind, um der Einsamkeit Einhalt zu gebieten. Wenn Sie sich einsam fühlen, ist es nämlich ratsam zu überlegen, ob die psychologischen Effekte, von denen Sie gerade erfahren haben, bei Ihnen zutreffen. Vielleicht empfinden Sie die Welt als bedrohlicher und feindseliger, als sie es in Wahrheit ist? Vielleicht sehen Sie sich selbst in einem wesentlich schlechteren Licht, als Sie es tun sollten? Dies wäre ein Hinweis darauf, dass Ihr Gehirn genau so reagiert, wie es soll.

Überlegen Sie, ob eine Begegnung mit einem anderen Menschen – die Sie als negativ empfunden haben – wirklich negativ war. Als Sie abwehrend auf etwas reagiert haben, was ein Kollege, eine Kommilitonin oder jemand im Supermarkt zu Ihnen gesagt hat – könnte es daran liegen, dass Sie zu viel Augenmerk auf Negatives gelegt haben? So muss es natürlich nicht sein, aber wenn man einsam ist, kann es angebracht sein, nicht immer auf seine Gedanken zu hören – ebenso wenig, wie wenn man Angst verspürt. Sich vor Augen zu führen, wie sehr wir von Einsamkeit beeinflusst werden, empfiehlt überdies auch die Wissenschaft: Als US-amerikanische Forscher eine Reihe von Studien unternahmen, die unterschiedliche Methoden miteinander verglichen, die Geselligkeit von Betroffenen zu fördern – vom Einüben sozialer Fertigkeiten bis hin zu

Selbsthilfegruppen –, war die nachweislich effektivste Methode, systematisch und im Zuge einer Therapie zu lernen, wie sehr Einsamkeit unsere Denkmuster und Selbstwahrnehmung beeinflusst.

Es ist natürlich ebenso wichtig, diese Mechanismen zu kennen, wenn wir anderen helfen wollen, aus ihrer Isolation auszubrechen. Dass Ihre Mitmenschen mitunter widerborstig und abweisend wirken, ist nicht notwendigerweise ein Zeichen dafür, dass sie Sie nicht leiden können oder an Ihrer Hilfe nicht interessiert sind. Es kann ebenso gut ein Symptom der Einsamkeit sein.

Der Wert kleiner Einsätze

In der Praxis ist es natürlich alles andere als einfach, sich selbst und die eigenen Gedanken aus der Vogelperspektive zu betrachten, um zu sehen, inwieweit man selbst durch Einsamkeit beeinträchtigt ist. Was kann man also noch tun? Im Winter 2021, als sich die halbe Welt im Lockdown oder in Quarantäne befand, wurde eine Studie vorgestellt, die ein wichtiges Puzzleteil zu dieser Frage beitrug. Eine Forschungsgruppe untersuchte 240 Personen im Alter von 27 bis 101 Jahren, von denen die Mehrheit allein lebte. Sie beantworteten eine Reihe von Fragen zu bislang erfahrener Einsamkeit und Isolation, und von den Antworten ausgehend wurde ein »Einsamkeits-Score« berechnet. Anschließend wurden die Teilnehmer mehrmals in der Woche telefonisch kontaktiert, damit sie … tja, über Gott und die Welt reden konnten. Die Telefonate dauerten kaum je länger als zehn Minuten.

Nach vier Wochen, in denen man miteinander telefoniert hatte, wurden die Ursprungsfragen erneut gestellt und ein aktualisierter Einsamkeits-Score ermittelt. Dieser erwies sich als im Schnitt um 20 Prozent niedriger als bei der ersten Befragung. Überdies wurde eine Verminderung von Angst- und Depressionssymptomen festgestellt. Wie konnten ein paar kurze Telefonate einen so positiven Effekt erzielen? Waren die Testpersonen von Psychologen angerufen worden, die nach jahrzehntelanger Praxis perfekt auf ihr Gegenüber abgestimmte, glasklar formulierte Ratschläge gemäß jüngsten Erkenntnissen erteilt hatten? Mitnichten. Die Anrufer waren eine Gruppe junger Leute zwischen 17 und 23, die eine Stunde online-basierten Trainings in empathischer Gesprächsführung erhalten hatten. Dieses Training kann man in drei Punkten zusammenfassen: Hören Sie demjenigen zu, mit dem Sie sprechen. Seien Sie interessiert an dem, was Ihr Gesprächspartner zu sagen hat. Und lassen Sie ihn das Thema bestimmen.

Die Studie wurde über einen Zeitraum von vier Wochen durchgeführt, doch überlegen Sie mal, was gewesen wäre, wenn sie auf Jahre angelegt gewesen wäre. Möglicherweise hätten die kurzen Telefonate darin resultiert, dass die Teilnehmer sich weniger einsam gefühlt und so einen positiven Gesundheitseffekt hätten erzielen können, der in etwa mit dem Verzicht auf Tabakkonsum vergleichbar gewesen wäre.

Wie viele Sozialkontakte sind ausreichend?

Aber zurück zu der Studie, die zeigte, dass das Risiko, an einer Depression zu erkranken, sich verringert, je mehr sozialen Gruppierungen man sich anschließt. Hier stellt sich die Frage, ob mehr soziale Zusammenkünfte immerzu besser sind oder ob es auch ein Zu-viel-des-Guten gibt. Was ist eine »hinreichende« Anzahl von Freunden? Selbst, wenn die Einsamkeitsforschung noch ein junges Feld ist und es überdies eklatante individuelle Unterschiede gibt, scheint es wesentlich wichtiger zu sein, starke Zugehörigkeit zu ein paar wenigen Menschen zu empfinden, als dauerhaft, aber bloß oberflächlich sozial eingebunden zu sein. Der wichtigste Schutz gegen Einsamkeit scheint zu sein, eine begrenzte Anzahl enger Freunde zu haben, in deren Nähe man sich entspannt fühlt.

In einer der aufsehenerregendsten psychologischen Studien aller Zeiten konnte tatsächlich aufgezeigt werden, dass ein paar wenige enge Verbindungen wichtiger sind als viele oberflächliche. Die Studie wurde zu Beginn der 1930er-Jahre initiiert, als Wissenschaftler aus Harvard herausfinden wollten, was ein glückliches Leben ausmacht. Eine derart ehrgeizige Fragestellung erfordert einen mindestens ebenso ehrgeizigen Studienaufbau, und am Anspruch war wirklich nichts auszusetzen. Die Wissenschaftler rekrutierten 500 Studentinnen und Studenten sowie Gleichaltrige aus eher unterprivilegierten Teilen Bostons, die fortdauernd befragt und Gesundheits-Check-ups unterzogen wurden. Im Verlauf mehrerer Jahre, in denen viele eine Familie gründeten, wurden auch Partner und Kinder befragt.

Die Studie war ursprünglich auf eine Dauer von 15 Jahren angelegt, doch nach nunmehr acht Jahrzehnten ist sie noch immer nicht abgeschlossen. Einige Teilnehmer sind seit ihren Zwanzigern bis weit in die Neunziger hinein regelmäßig befragt worden. Mit einem von ihnen – John F. Kennedy – war sogar ein US-Präsident dabei. Als Interview-Antworten, Tests, Proben und andere Erhebungen zusammengelegt wurden, lag klar auf der Hand, dass den allermeisten weder Geld, Status, Berühmtheit noch Macht wichtig war, sondern vielmehr gute soziale Kontakte zur Familie, zu Freunden und Arbeitskollegen. Der Psychiater George Vaillant, der die Studie mehr als 30 Jahre lang leitete, hat das Ergebnis besser zusammengefasst, als es Zahlen und Tabellen vermögen würden: »Als wir damals loslegten, war niemand an Empathie oder Zugehörigkeit interessiert. Doch der Schlüssel zu einem gesunden Altern sind Kontakte, Kontakte, Kontakte.«

Die Harvard-Studie hat eine Reihe faszinierender Ergebnisse hervorgebracht, und ich kann wirklich empfehlen, sich damit zu beschäftigen, wenn Sie an menschlichem Wohlbefinden interessiert sind. Eine spannende Erkenntnis ist beispielsweise, dass es keine allzu große Rolle spielt, ob soziale Kontakte im Lauf eines Lebens zu- oder abnehmen – also ob es Phasen gab, in denen die Verbindungen zu anderen weniger stabil waren. Wichtig war nur die

Gewissheit, dass jemand für einen da wäre, falls etwas passieren würde. Eine weitere wesentliche Erkenntnis war, dass die Wahrnehmung von Einsamkeit sich im Lauf eines Lebens oftmals veränderte. Einige erlebten als 25-Jährige ein enormes Gefühl von Einsamkeit, danach aber nie wieder. »Die Persönlichkeit eines Menschen ist nicht in Stein gemeißelt, wenn man 30 wird, auch danach verändert sich einiges«, so Psychiater Robert Waldinger, der die Studie inzwischen leitet.

Die körperliche Dimension sozialer Bedürftigkeit

Während der Covid-19-Pandemie wurden digitale Kommunikationsmittel eine unentbehrliche Rettungsleine zur Außenwelt. Je mehr Arbeitsbesprechungen, Yogastunden, After-Work-Treffen und Arztbesuche online stattfanden, umso mehr Zeit verbrachten wir in der virtuellen statt in der wirklichen Welt. Es dauerte nicht lange, ehe die ersten Untersuchungen aus der ganzen Welt darlegten, dass viele Menschen sich nichtsdestoweniger gestresst und einsam fühlten. Natürlich ist es nicht verwunderlich, dass wir starke Stressgefühle empfinden, wenn wir mit Informationen zu einer Pandemie regelrecht überschwemmt werden, zumal wenn wir bedenken, welche Bedrohung Infektionskrankheiten evolutionsgeschichtlich für uns dargestellt haben. Doch worauf beruhte das gesteigerte Einsamkeitsempfinden – in unserer vernetzten Welt haben wir schließlich alle Möglichkeiten, uns online zu begegnen? Warum erfüllt der Bildschirm nicht unsere sozialen Bedürfnisse? Oft kann man im medizinischen Zusammenhang keine zu 100 Prozent wasserdichte Antwort geben, aber einen Hinweis liefert unsere Haut: Sie verfügt über Rezeptoren, die auf geringste Berührung reagieren – nicht auf Druck, Schmerz und auch nicht darauf, ob es kalt oder warm ist. Sie reagieren lediglich auf leichte Berührungen.

Warum hat sich die Evolution die Mühe gemacht, etwas einzurichten, was registriert, ob etwas oder jemand uns leicht berührt? Einen Hinweis liefert der Umstand, dass besagte Rezeptoren maximal reagieren, wenn die Haut in einer Geschwindigkeit von 2,5 Zentimetern pro Sekunde berührt wird – was der Durchschnittsgeschwindigkeit von Streicheln entspricht. Einen weiteren Hinweis liefert der Signalweg von Haut zu Gehirn – und zwar zur Rückseite der Hypophyse, einer Drüse auf der Unterseite des Gehirns. Sie reagiert, indem sie Signalstoffe freisetzt, die unter dem Oberbegriff *Endorphine* bekannt sind. Diese sind schmerzstillend und erzeugen ein Gefühl von Wohlbefinden.

Einen dritten Hinweis erhalten wir von unseren Cousins und Cousinen im Tierreich: Denn Schimpansen und Gorillas verfügen über die gleichen Rezeptoren. Sie verbringen bis zu 20 Prozent ihrer wachen Zeit damit, die Rezeptoren zu aktivieren, indem sie einander das Fell lausen. Das

Verhalten heißt »Grooming« – nicht zu verwechseln mit »Grooming« im Sinne des Annäherungsversuchs eines Erwachsenen an ein Kind im Internet mit dem Zweck, einen sexuellen Kontakt zu initiieren. Bei den Primaten dient das Grooming zudem nicht etwa dazu, das Fell des Gegenübers zu säubern – dafür müssten sie mitnichten ein Fünftel ihrer wachen Zeit aufbringen. Das Grooming erfüllt vielmehr eine soziale Funktion, in der beide Beteiligte – derjenige, der laust, und jener, der gelaust wird – Endorphine ausschütten, die ein Gefühl der Verbundenheit erzeugen. Und weil die Affen kreuz und quer alle in der Herde lausen, entsteht ein Zugehörigkeitsgefühl innerhalb der gesamten Gruppe.

Gorillas und Schimpansen leben in Herden von 20 bis 30 Individuen, und da funktioniert Grooming hervorragend, um die sozialen Bande innerhalb des Gruppenverbands zu pflegen und zu festigen. Weil wir uns jedoch nur je einem Gegenüber auf einmal widmen können, gibt es eine Grenze dafür, wie groß ein solcher Verband sein kann, der durch Grooming zusammengehalten wird. Wie wir zu Beginn dieses Buches gesehen haben, haben wir in der Vergangenheit in Gruppen von bis zu 150 Individuen gelebt. Das sind zu viele, als dass Grooming hier noch Schritt halten könnte. Wenn Sie tagaus, tagein so viele Mitmenschen tätscheln müssten, hätten Sie keine Zeit mehr für etwas anderes.

Gruppen-Grooming

Der britische Anthropologe Robin Dunbar beschloss herauszufinden, ob es Verhaltensmuster gibt, die das Gehirn dazu bringen, Endorphine bei mehr als nur zwei Individuen auszuschütten (also bei dem, der laust, und bei dem, der gelaust wird), und auf diese Weise ermöglichen, eine Art des Groomings in größeren Gruppen zu etablieren. Dunbar mutmaßte, dass Lachen den gleichen Effekt haben könnte. Um diese Hypothese zu überprüfen, schickte er eine Gruppe, die aus einander bislang Fremden bestand, ins Kino, um sich eine Komödie anzusehen. Zum Zweck des Vergleichs sah sich eine Kontrollgruppe eine langweilige Doku an. Nun ist es nicht ganz einfach, den Endorphinspiegel zu bestimmen, da Endorphine nicht durch die Blutgefäße im Gehirn strömen, sodass wir durch eine Messung der Substanz im Blut keinen Hinweis darauf erhalten, wie viel sich davon im Hirn befindet. Dunbar machte sich daher den Umstand zunutze, dass Endorphine schmerzlindernd wirken: Die Teilnehmer mussten ihre Hände in einen Eimer voll eiskaltem Wasser halten, und es wurde – stellvertretend – gemessen, wie lange sie die Kälte aushielten. Eine Ausschüttung von Endorphinen würde laut Dunbar dazu führen, dass die Schmerzgrenze ansteigt und die Versuchspersonen die Hände länger im Eiswasser halten können. Und tatsächlich hielten diejenigen, die sich gemeinsam eine Komödie ansahen, die Hände länger ins kalte Wasser. Umso interessanter ist, dass sie eine entstehende Nähe zueinander verspürten. Sie gingen als Fremde ins Kino und kamen mit einem aufkeimenden Gefühl der Zusammengehörigkeit wieder heraus. In der Gruppe, die sich die trockene Doku angesehen hatte, war die Schmerzgrenze unverändert geblieben und ein Gemeinschaftsgefühl nicht vorhanden.

Aber waren es wirklich die Endorphine, die dazu geführt hatten, dass die Testpersonen eine beginnende Verbundenheit verspürten? Um diese Frage zu beantworten, führten Dunbar sowie eine Gruppe finnischer Forscher einen weiteren Versuch mittels der sogenannten PET-Technik durch. Die Positronen-Emissions-Tomografie (PET) ist ein bildgebendes Verfahren, bei dem schwach radioaktive Substanzen injiziert werden, die sich an unterschiedliche Stoffe binden – darunter die Endorphine. Nachdem man den Teilnehmern der Studie die Tracersubstanz verabreicht hatte, brachte man sie zum Lachen – was tatsächlich Endorphine freisetzte. Insofern: Ja, zusammen zu lachen scheint die gleiche Funktion zu haben wie das Grooming unter Primaten – mit dem wichtigen Unterschied, dass Lachen das Band zwischen mehr als nur zwei Personen stärken kann. Dies dürfte erklären, warum wir in Gesellschaft 30-mal häufiger lachen, als wenn wir allein sind. Und ja, es gibt tatsächlich Wissenschaftler, die so etwas erforschen.

Wenn Sie sich beim Verlassen des Kinos erheitert fühlen, vielleicht sogar spontan mit anderen ins Gespräch kommen und sich darüber austauschen, wie gut der Film war, liegt das vermutlich daran, dass Sie einen Endorphinausstoß hatten, der das Zusammengehörigkeitsgefühl gefördert hat. Dunbar beschloss, sich anzusehen, ob noch andere Gefühle als nur positive eine vergleichbare Funktion erfüllen könnten, und ließ eine Testgruppe aus Personen, die einander nicht kannten, ein Filmdrama mit dem Schauspieler Tom Hardy sehen. Darin stellt er einen schwer drogenabhängigen Obdachlosen dar, der sich das Leben nimmt. Der Effekt erwies sich als der gleiche wie bei der Komödie: Die Schmerzgrenze stieg, und die Gruppe erlebte ein aufkeimendes Gemeinschaftsgefühl.

Zusammen mit anderen einer tragischen oder komischen Erzählung zu folgen ist indes nur der Anfang: Auch wenn Sie mit anderen tanzen gehen, schüttet Ihr Körper Endorphine aus. Das Gleiche gilt für gemeinsames Singen und für Sport, vor allem wenn es sich um eine Mannschaftssportart handelt. Das Gefühl der Zusammengehörigkeit, das Sie erleben, wenn Sie bei einem Konzert laut mitsingen, ein gefühlvolles Theaterstück oder eine Filmkomödie sehen oder sich an Gruppensport beteiligen, ist anscheinend darauf zurückzuführen, dass Ihr Gehirn Endorphine freisetzt, die ein Wir-Gefühl erzeugen. Dunbar geht davon aus, dass ein Verhalten wie Lachen, Tanz oder das gemeinsame Erleben lustiger und emotionaler Geschichten sich als eine Art effektiveres Grooming entwickelt hat. Derlei Aktivitäten ermöglichen es uns, größere Gemeinschaften zu etablieren als unsere Cousins und Cousinen im Tierreich. Insofern: Ja, Kultur scheint buchstäblich lebenswichtig zu sein!

Der gemeinsame Nenner ist, dass wir derlei Dinge *zusammen mit anderen* unternehmen, sprich: Es müssen mehrere Individuen das gleiche Gefühl zur selben Zeit empfinden. Aber warum ist das so wichtig – in einem Zeitalter, in dem wir uns zunehmend virtuell begegnen? Dass unser Gehirn ausgerechnet Endorphine – die ihrerseits auf eine körperliche Berührung hin freigesetzt werden – zur zentralen biochemischen Ingredienz von Freundschaft und Gemeinschaftlichkeit macht, lässt den Schluss zu, dass unser Bedürfnis nach sozialen Kontakten auch eine rein körperliche Dimension aufweist. Dass wir während der Pandemie dieser physischen Dimension beraubt wurden, ist also eine mögliche Erklärung dafür, warum sich viele in dieser Phase einsam fühlten. Wir müssen uns »live« sehen, einander berühren und die körperliche Nähe des anderen spüren, aus dem einfachen Grund, weil unser Bedürfnis nach Sozialkontakten sich genau daraus entwickelt hat. Es scheint, als könnten wir Teile eines sozialen »Unterstützersystems« über Bildschirme vermitteln, aber bei Weitem nicht alles.

Dunbar glaubt, dass soziale Medien und digitale Kommunikation uns helfen können, an Kontakten festzuhalten, die ansonsten im Sande verlaufen würden. Neue enge, tief reichende Kontakte via Bildschirm aufzubauen ist jedoch eher schwierig. Wenn wir uns Auge in Auge gegenüberstehen, signalisiert dies überdies – besonders im digitalen Zeitalter –, dass wir einen Aufwand betrieben haben, um den oder die andere zu sehen. Der Tag hat schließlich nur 24 Stunden, und je mehr Zeit wir online verbringen, umso weniger Zeit bleibt, um einander im »echten Leben« zu begegnen. Wer auch immer je eine »virtuelle Berührung« entwickele, habe den Friedensnobelpreis verdient, so Robin Dunbar. Sie werde ein Zusammengehörigkeitsgefühl unter Millionen, ja Milliarden Menschen ermöglichen. Doch solange wir auf eine virtuelle Berührung warten müssen, tun wir gut daran, wenn wir im Kopf behalten, dass es eine rein körperliche Dimension unserer sozialen Bedürfnisse gibt. Unser zunehmend digitalisierter Lebensstil wirkt sich auch auf unsere Stimmung aus, die nichts mit einem Entzug körperlicher Nähe zu tun hat, sondern im Grunde immer noch mit Einsamkeit. Und genau das schauen wir uns jetzt genauer an.

Ausgehöhlte Bedürfnisse

Wenn Sie erwachsen sind, verbringen Sie im Schnitt drei bis vier Stunden täglich mit Ihrem Smartphone. Als Teenager sind es zwischen fünf und sechs Stunden – etwa die Hälfte der wachen Zeit abseits der Schule. Die Digitalisierung hat die schnellste Verhaltensveränderung in der Menschheitsgeschichte nach sich gezogen, und nun stellt sich die Frage, wie sie sich auf unser Wohlbefinden auswirkt. Doch wir müssen im Grunde gar nicht weiter denken als bis zu den Zahlen, die Sie gerade gelesen haben, um zu verstehen, welcher der entscheidende Effekt zu sein scheint. Weil der Tag nun mal lediglich 24 Stunden hat, bedeuten mehr Stunden vor einem Bildschirm oder Display weniger von etwas anderem: weniger Zeit, sich »im echten Leben« zu treffen, weniger Zeit für Bewegung, weniger Schlaf. Deshalb ist es auch kaum verwunderlich, dass die durchschnittliche Anzahl der Schritte, die 14-Jährige täglich gehen, seit der Jahrhundertwende bei Jungen um 30 Prozent und bei Mädchen um 24 Prozent gesunken ist und dass die Anzahl der Teenager, die wegen Schlafproblemen Hilfe suchen und Schlafmittel einnehmen, im selben Zeitraum um fast 1000 Prozent angestiegen ist.

Was unser Wohlbefinden betrifft, geht es also nicht zuvorderst darum, was wir in unserer Bildschirmzeit tun, sondern darum, was wir *nicht* tun, weil die Zeit nicht mehr für etwas anderes reicht. Die Schutzfaktoren gegen psychische Erkrankungen – Schlaf, Bewegung, sozialer Umgang – werden durch unsere zunehmend digitalisierte Lebensweise zusehends ausgehöhlt. Aber kann viel Zeit vor dem Bildschirm *an sich* schädlich sein? Wie wir gleich sehen werden, lässt sich nicht mit Gewissheit sagen, ob es uns heutzutage wirklich schlechter geht als vor 20, 30 Jahren. Aber eine auffällige Entwicklung gibt es, und zwar bei Teenagern, insbesondere bei Mädchen: Bei ihnen sind psychische Erkrankungen nachweislich angestiegen. Eins von vielen Beispielen ist, dass 62 Prozent aller befragten 15-Jährigen angeben, dass sie mehr chronische Stresssymptome wie Besorgnis, Magenprobleme und Schlafstörungen aufweisen. Das sind mehr als doppelt so viele wie in den

WANN SIND WIR AM EINSAMSTEN?

Weltweit zeigen Erhebungen, dass zwischen 20 und 30 Prozent der Bevölkerung sich häufig einsam und isoliert fühlen. Wie das Empfinden von Einsamkeit sich im Lauf eines Lebens verändert, variiert natürlich von Mensch zu Mensch, doch trotz individueller Unterschiede gibt es bemerkenswerte Häufungen. Bei jungen Menschen im Alter von 16 bis 24 liegt die Quote bei 30 bis 40 Prozent, in der Altersgruppe zwischen 35 und 45 fühlt sich noch rund ein Drittel einsam, ab 45 nimmt der Anteil abermals ab, was daran liegen mag, dass wir mit den Jahren hinsichtlich sozialer Kontakte selektiver werden und nur mehr die Menschen priorisieren, die uns am meisten bedeuten. Am wenigsten einsam fühlen sich die 60-Jährigen. Über 85 nimmt das Gefühl von Einsamkeit wieder zu, vermutlich weil viele in diesem Alter sowohl Partnerin oder Partner als auch Freundinnen und Freunde verloren haben.

1980er-Jahren. Bei Jungen beträgt der Anteil 35 Prozent, was ebenfalls einer Verdopplung seit den 1980er-Jahren gleichkommt. Dieselbe düstere Entwicklung beobachten wir in einer Vielzahl von Ländern.

Warum psychische Erkrankungen gerade unter Mädchen derart stark zunehmen, lässt sich nicht mit Gewissheit sagen, deshalb erlaube ich mir hier zu spekulieren: Teenager verbringen etwa die Hälfte ihrer wachen Zeit außerhalb der Schule vor einem Bildschirm oder Display. Mädchen verbringen den Großteil dieser Zeit in sozialen Netzwerken, während Jungen sich eher mit Computerspielen beschäftigen. Um zu verstehen, warum dies die psychische Gesundheit von Mädchen stärker beeinflusst, sollten wir abermals die Perspektive des Gehirns einnehmen.

Die Neigung, Vergleiche zu ziehen

Wenn Sie Ihren Finger ein paar Zentimeter hinter Ihr Ohrläppchen setzen und sich von dort eine direkte Linie zum Hirnstamm denken, landen Sie bei den sogenannten Raphe-Kernen, die aus ungefähr 150 000 Gehirnzellen bestehen. Obwohl die Raphe-Kerne nur 0,0002 Prozent der gesamten Zellmasse Ihres Gehirns aufbringen, sind sie entscheidend dafür, wie Sie »ticken« und wie es Ihnen geht. Hier wird nämlich der Großteil eines der faszinierendsten Stoffe des Gehirns produziert: das Serotonin.

In vielen Ländern wird heutzutage gut jeder zehnte Erwachsene mit Antidepressiva behandelt, die meisten davon mit SSRI-Präparaten, die den Serotoninspiegel erhöhen. Wie kann es sein, dass das Bedürfnis nach mehr Serotonin nahezu unerschöpflich zu sein scheint? Was steckt hinter dem anscheinend weltweit verbreiteten, fast unstillbaren menschlichen Bedürfnis, das diese Medikamente erfüllen? Wenden wir uns auch hier wieder dem Gehirn zu, um zu verstehen, woran das liegt.

Sobald das Serotonin in den Raphe-Kernen produziert wird, wird es über gut 20 verschiedene Übertragungswege mehr oder weniger ins ganze Gehirn transportiert, wo es sich auf eine ganze Reihe unterschiedlicher mentaler Eigenschaften auswirkt, was überaus komplizierte Effekte zur Folge hat. Den vermutlich wichtigsten Effekt kann man aber wohl schlicht folgendermaßen beschreiben: Das Serotonin regelt das Ausmaß unseres Bedürfnisses nach Rückzug – und das gilt nicht allein für den Menschen.

EINE WERTVOLLE ENTDECKUNG

Die Entdeckung des Botenstoffs Serotonin ist nicht nur eine spannende Geschichte – sie resultierte auch in der Entwicklung einiger der bestverkäuflichen Medikamente aller Zeiten.

Mitte der 1930er-Jahre stieß der italienische Pharmakologe Vittorio Erspamer bei Untersuchungen zur Motorik des Magen-Darm-Trakts auf eine Substanz, die für Kontraktionen im Darm sorgt. Sein erster Verdacht, dass es sich dabei um Adrenalin handelte, erwies sich als falsch, und auch der Vergleich mit einer Reihe weiterer bekannter Substanzen lieferte kein Ergebnis. Erspamer dämmerte, dass er einen zuvor unbekannten Stoff entdeckt hatte, und nannte ihn Enteramin, nach dem Partikel *enter*, der in der Medizinersprache mit den Eingeweiden assoziiert ist.

Ein Jahrzehnt später, als der US-amerikanische Mediziner Irvine Page daran arbeitete, die physiologischen Ursachen für erhöhten Blutdruck zu identifizieren, entdeckte auch er eine Substanz, die dafür sorgt, dass Blutgefäße sich zusammenziehen. Wie sich herausstellte, war diese Substanz identisch mit Erspamers Enteramin. Weil die Flüssigkeit, in der sich unsere Blutkörperchen befinden, als Serum bezeichnet wird, wurde das Enteramin entsprechend in Serotonin umbenannt. Und noch während Page der Rolle des Botenstoffs hinsichtlich Hypertonie nachging, wurde er von einer 25-jährigen Biochemikerin kontaktiert – von Betty Mack Twarog. Sie vermutete, dass Serotonin noch weitere Funktionen erfüllen könnte – womöglich, spekulierte sie, auch im Gehirn.

Obwohl Irvine Page zunächst skeptisch war, stellte er der jungen Biochemikerin ein Labor zur Verfügung – eine kluge

Entscheidung. Im Jahr 1953 wies Betty Mack Twarog Serotonin in Säugetiergehirnen nach – auch im Gehirn des Menschen. Das Serotonin hat in einer ganzen Reihe verschiedener mentaler Funktionen die Finger im Spiel, wie etwa dem Appetit, dem Schlaf, Aggressivität, Impulsivität und sexueller Lust. Doch vor allen Dingen spielt es eine wesentliche Rolle bei Zuständen der Beunruhigung und Niedergeschlagenheit.

Hektische Forschungsbetriebsamkeit setzte ein – nicht zuletzt bei Pharmakonzernen, die das große Geld witterten: Konnte man mithilfe von Serotonin den Gefühlszustand des Menschen verändern? Depressionen und Angsterkrankungen bekämpfen? Diese Möglichkeit wollte sich niemand entgehen lassen. Und die Anstrengungen trugen bald Früchte: Schon nach wenigen Jahren kamen mehrere Medikamente auf den Markt, die nicht nur den Serotoninspiegel beeinflussten, sondern auch diverse andere Botenstoffe im Gehirn. Als sich herausstellte, dass derlei Medikamente oft Nebenwirkungen hatten, richtete sich das Augenmerk der Forschung auf die Entwicklung von Medikamenten, die ausschließlich in den Serotoninhaushalt eingriffen. Ende der 1980er-Jahre schließlich kamen Präparate auf den Markt, die als selektive Serotonin-Wiederaufnahmehemmer (SSRI) bezeichnet werden sollten.

SSRI als kommerziellen Glückstreffer zu beschreiben wäre noch untertrieben. Die Präparate wurden nicht nur kommerzielle Erfolge im Vergleich zu anderen Arzneimitteln. Sie gehören inzwischen zu den meistverkauften Produkten überhaupt.

Serotonin konnte inzwischen eine Jahrmilliarde in der Evolutionsgeschichte zurückverfolgt werden und beeinflusst auch bei zahlreichen anderen Spezies das Rückzugsverhalten. Werden Stichlinge und Zebrafische serotoninsteigernden Pharmaka in einer Konzentration ausgesetzt, die in etwa dem entspricht, was schon vor Klärwerken gemessen wurde, werden sie weniger vorsichtig und laufen vermehrt Gefahr, von Raubfischen gefressen zu werden. Wenn ein seit Jahrmillionen fein kalibriertes System, das den Rückzug regelt, aus dem Gleichgewicht gerät, geht es folglich um Leben und Tod. Für die Fische besteht die Bedrohung in anderen Fischarten, für andere Spezies jedoch kann sie durchaus auch von Angehörigen der eigenen Spezies ausgehen. Krabben beispielsweise geraten bisweilen miteinander in Konflikte, die für gewöhnlich im Vorhinein entschärft werden, indem die dominante Krabbe ihren Gegner zur Kapitulation zwingt. Wenn eine Krabbe jedoch serotoninsteigernde Medikamente verabreicht bekommt, wird sie selbst dominanter und neigt weniger dazu, sich zurückzuziehen. Die Wahrnehmung der Krabbe, wo in der Hierarchie sie sich befindet, verändert sich im selben Maße wie ihr Serotoninspiegel. Das Gleiche beobachten wir bei Schimpansen: Wenn ein Alphamännchen oder Alphaweibchen seine oder ihre Position in der Herde einbüßt, entsteht zunächst ein Machtvakuum. Sobald ein per Zufallsprinzip ausgewählter Affe serotoninsteigernde Medikamente bekommt, tendiert das Tier dazu, das Kommando zu übernehmen und zum neuen Herdenanführer aufzusteigen.

Selbst beim Menschen beeinflusst das Serotonin, wie wir unsere Position in der Hackordnung wahrnehmen. Eine Studie unter Bewohnerinnen und Bewohnern eines US-amerikanischen Studentenwohnheims zeigte beispielsweise, dass diejenigen, die schon länger dort wohnten und Führungspositionen innehatten, höhere Serotoninspiegel aufwiesen als ihre Mitbewohner jüngeren Datums. Doch was hat all dies mit den psychischen Beschwerden von Teenagern zu tun? Nun, Serotonin ist nicht nur wichtig für unsere Position in der Hierarchie, sondern auch für unser Gefühlsleben. Die meisten verschriebenen Arzneien gegen Depressionen greifen in den Serotoninhaushalt ein und tragen bei vielen Patientinnen und Patienten zu einer Verbesserung des Befindens bei, sprich: Es gibt eine enge biologische Verknüpfung zwischen der Wahrnehmung unserer eigenen Position in der Hierarchie und unserem Wohlbefinden. Wenn wir nach unten durchgereicht werden, geht es uns tendenziell schlechter; und es hat historisch gesehen nie so viele Gründe gegeben, sich untergeordnet zu fühlen, weil wir in sozialen Netzwerken ständig mit dem perfekten Leben anderer wetteifern. Zugespitzt hat es »aus Sicht des Serotonins« nie so viele Gründe dafür gegeben, dass es uns schlecht geht.

Womöglich wenden Sie nun ein, dass es schon immer zahlreiche Anlässe dafür gab, uns untergeordnet zu fühlen, und das ist natürlich richtig – aber nicht in der Hälfte unserer wachen Zeit und vor derart perfekter Kulisse, wie wir sie heutzutage vor uns sehen. Denn als reichte es nicht, mit den wohlkuratierten Posts unserer Freunde konfrontiert zu werden, setzen Tausende Influencer, die dafür *bezahlt werden*, ihr fantastisches Leben öffentlich zur Schau zu stellen, die Messlatte schier unerreichbar hoch. Wir werden buchstäblich alle zwei Minuten daran erinnert, dass es jemanden gibt, der besser aussieht, der klüger ist, reicher, beliebter und erfolgreicher als wir selbst. Entsprechend erleben wir, dass wir in einem fort in der Hierarchie abgestuft werden – und riskieren damit, dass es uns schlecht geht.

Der Grund, warum wir niemals aufhören, unsere hierarchische Position auszuloten, ist im Großen und Ganzen, dass unser Gehirn Einsamkeit vermeiden will. Um uns davor zu bewahren, aus einer Gemeinschaft ausgeschlossen zu werden, stellt das Gehirn die ganze Zeit Fragen wie: »Passe ich dazu?«, »Reiche ich aus?«, »Bin ich gut genug, klug genug, lustig oder schön genug, um dazuzugehören?« Heutzutage stellen sich derlei Fragen in ganz anderen Kontexten als in jenem, für den unser Gehirn sich ursprünglich entwickelt hat. Auf vergleichbare Weise, wie sich unser Kalorienhunger über Jahrtausende in einer kalorienarmen Welt entwickelt hat – was heutzutage, da Kalorien annähernd kostenlos zu haben sind, verheerende Konsequenzen hat –, ist unser Bedürfnis, uns mit anderen zu vergleichen, in einer Welt entstanden, in der wir in Kleingruppen lebten. Wenn dieses Bedürfnis auf ein Leben mit unendlichem Potenzial, sich unzulänglich zu fühlen, übertragen wird, hat dies entsprechend Konsequenzen für unser Gefühlsleben. Welche genau, können wir derzeit nicht mit Gewissheit sagen, weil die Forschung zum Einfluss sozialer Medien auf uns Menschen noch in den Kinderschuhen steckt. Diverse Studien deuten jedoch darauf hin, dass Kinder und Jugendliche, die sich mehr als vier, fünf Stunden täglich in sozialen Netzwerken tummeln, unzufriedener mit sich selbst sind, mehr Ängste entwickeln und häufiger Niedergeschlagenheit verspüren. Wie genau soziale Medien uns beeinflussen, ist nicht immer leicht nachzuvollziehen, teils weil die dahinter stehenden Konzerne ihre Kenntnisse nicht mit der Forschung teilen wollen. Im Herbst 2021 wurde dennoch bekannt, dass einer Facebook-internen Studie zufolge die Nutzung von Instagram (das zum Facebook-Konzern gehört; seit Oktober 2021 Meta Platforms Inc.) bei einem Drittel der Userinnen im Teenageralter zu einem verschlechterten Körperselbstbild beitrage. Überdies führten sechs bis 13 Prozent aller Teenager mit Suizidgedanken selbigen Wunsch auf Instagram zurück. Facebook ignorierte die Warnungen aus eigenen Reihen nicht nur: Der Konzern verheimlichte sie zunächst auch der Öffentlichkeit.

In diesem Zusammenhang ist es wesentlich, darauf hinzuweisen, dass wir unterschiedlich auf soziale Medien reagieren: Nicht *alle* riskieren, dass es ihnen dadurch schlechter geht. Diejenigen, die das größte Risiko eingehen, Schaden davonzutragen, sind Personen mit einer stark ausgeprägten neurotischen Persönlichkeitsstruktur – die also besonders auf negative Stimuli reagieren. Das Gleiche gilt auch für Passivnutzer, die lediglich durch die Beiträge anderer scrollen, ohne je etwas zu kommentieren. Doch was geht in so einem Fall in unserem Kopf vor? Wenn wir davon ausgehen, dass wir nicht nur Nachfahren der kalorienhungrigsten und ängstlichsten Seelen sind, sondern auch jener, die am verzweifeltsten nach Zugehörigkeit strebten, können wir aller Wahrscheinlichkeit nach davon ausgehen, dass das stundenlange Betrachten des »perfekten« Lebens anderer Leute einem Signal gleichkommt, das unser Gehirn als »Ich bin der Unterste in der Hierarchie« interpretiert. Sehenden Auges riskieren wir, dass es uns dadurch schlechter geht – und da ist es nur ratsam, Grenzen zu ziehen, wie viele dieser Signale wir empfangen wollen. Die Nutzung sozialer Medien zu begrenzen – eine unwissenschaftliche »Hausnummer« wäre maximal eine Stunde täglich – wäre insofern ein ähnlich konkreter Tipp wie die Tiefatmung, mithilfe derer wir beim Empfinden von Angst unser Gehirn »überlisten« können.

Die Einsamkeitsepidemie

In letzter Zeit wird vermehrt vor einer »Einsamkeitsepidemie« gewarnt; und aus größerer, historischer Perspektive gibt es Grund zu der Annahme, dass diese Warnung berechtigt ist. Unter Wissenschaftlern herrscht weithin Einigkeit, dass der Mensch in der längsten Zeit seiner Geschichte in kleineren Gruppen gelebt hat, die ein paar

Jemanden einzubeziehen – eine Einladung auszusprechen, eine Nachricht zu schreiben oder anzurufen – ist ein Signal, dass die Person »dazugehört«.

Dutzend, maximal einige Hundert Mitglieder umfasst haben – Individuen, denen man täglich begegnete und mit denen man persönlichen Umgang hatte. Heutige Jäger-und-Sammler-Gesellschaften haben samt und sonders gemein, dass sie dem Jagen und Sammeln maximal vier, fünf Stunden täglich widmen – von einer 40-Stunden-Woche ist da keine Rede. Den Rest der wachen Zeit eines Tages widmen sie einander. Sofern diese Gesellschaften auch nur annähernd repräsentativ für die Lebensweise unserer Vorfahren sind, steht außer Zweifel, dass unsere Vorfahren weniger Zeit auf Arbeit verwandten, engere Sozialkontakte pflegten und Freunden und Verwandten wesentlich häufiger begegneten, als es gemeinhin bei uns der Fall ist. Insofern: Ja, auf lange Sicht sind wir vermutlich einsamer geworden. Aber ob das auch bezogen auf die jüngsten Jahrzehnte zutrifft, ist nicht ganz so leicht zu beantworten. Diverse Erhebungen deuten darauf hin, dass der Anteil US-Amerikaner, die auf die Frage, wie viele echte, enge Freunde sie hätten, denen sie sich anvertrauen könnten, falls etwas vorfiele, mit »null« antworteten, in den letzten Jahrzehnten gestiegen ist, und ganz ähnlich dokumentieren Daten der OECD, dass die Einsamkeit unter Teenagern in sämtlichen OECD-Ländern zwischen 2003 und 2015 zugenommen hat.

Es gibt aber auch Studien, die darlegen, dass sich der Grad gefühlter Einsamkeit kein bisschen verändert hat. Zudem fällt der Vergleich über Generationengrenzen hinweg schwer, weil sich unsere *Wahrnehmung* von Einsamkeit verändert: Bedeutet Einsamkeit, nicht alle 30 Minuten mit jemandem zu kommunizieren? Oder nicht alle zwei Tage? Hierauf gibt es keine »richtige« Antwort, doch wo man die Grenze zieht, entscheidet darüber, ob wir uns einsam fühlen oder nicht. Dies macht es schwer, wenn nicht gar unmöglich, die erlebte Einsamkeit heute 20-Jähriger etwa mit Gleichaltrigen aus den 1960er- oder 1990er-Jahren zu vergleichen. Und selbst wenn es heutzutage wesentlich mehr Singlehaushalte geben mag als noch vor 20 Jahren – und dass der steile Anstieg von Singlehaushalten grundsätzlich eine der größten gesellschaftlichen Veränderungen der letzten Jahrzehnte weltweit ist –, bedeutet das nicht notwendigerweise, dass wir deshalb einsamer wären. Für sich allein zu sein heißt schließlich nicht automatisch, dass man sich auch einsam fühlt.

Auf die zurückliegenden paar Jahrzehnte bezogen können wir mit anderen Worten nicht sagen, ob es tatsächlich so etwas wie eine Einsamkeitsepidemie gibt. Dürfen wir uns also von diesem Thema abwenden? Ich gehöre zu denjenigen, die finden: Nein, ganz im Gegenteil. Auch, wenn wir immer noch am Anfang der Untersuchungen stehen, wie Einsamkeit uns beeinflusst, wissen wir bereits, dass sie sowohl zu psychischen Leiden als auch zu einer langen Reihe von Krankheiten führen kann. Und nur weil man nicht sicher sagen kann, dass der Grad der Einsamkeit innerhalb der Bevölkerung angestiegen ist, kann sie nichtsdestoweniger ein Problem darstellen. Wenn wir Depressionen und Angsterkrankungen vorbeugen wollen, tun wir gut daran, die Einsamkeit als einen der wichtigsten Risikofaktoren mit einzukalkulieren, genau wie wir Bewegung, Schlaf, Stress und Alkohol einberechnen.

Als Arzt und Psychiater ist mir oft aufgefallen, dass ein Teil derer, die Hilfe suchen, weil es ihnen sowohl körperlich als auch seelisch schlecht geht, dies insgeheim tun, weil sie sich einsam fühlen. Sie brauchen jemanden, mit dem sie reden können, der ihnen zuhört, damit sie sich weniger isoliert fühlen. Einigen scheint nicht mal klar zu sein, dass dies ihr eigentliches Problem ist. Allerdings ist das nicht weiter verwunderlich: Weil das Gehirn die ganze Zeit damit ringt, eine Erklärung für den erlebten Gefühlszustand zu finden, vermute ich oft, dass ein schmerzender Rücken oder ein schmerzendes Knie eine Methode unseres Gehirns ist, den emotionalen Schmerz zu konkretisieren, den die Einsamkeit auslöst. Die beste Art und Weise, ein solches Knie oder den Rücken zu behandeln, kann daher sein, sich den Weg aus der Isolation heraus zu bahnen.

*

Es bleibt voll und ganz Ihnen überlassen, ob dieses Kapitel Sie dazu bewegt, Ihre Eltern oder Großeltern häufiger anzurufen, es sich zur Gewohnheit zu machen, jemanden, der einsam ist, regelmäßig zu besuchen oder ein bisschen weniger Zeit auf Bildschirmbegegnungen zu verschwenden und sich stattdessen öfter im »echten Leben« zu treffen. Aller Wahrscheinlichkeit nach dürften wir mit recht kleinem Einsatz – sowohl als Individuen als auch gesellschaftlich – enorm dazu beitragen, die Einsamkeit vieler in den Griff zu kriegen. Wenn alle sich anstrengen und versuchen würden, zumindest je einer Person zu helfen, die sich einsam fühlt, würde dies nicht nur das jeweils subjektive Wohlbefinden beeinflussen und das Risiko minimieren, an einer Depression zu erkranken, sondern obendrein die Prognose für eine Reihe ernsthafter Erkrankungen verbessern – und damit das Leben vieler verlängern.

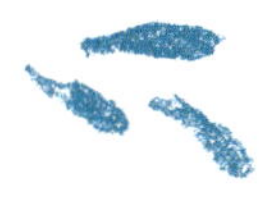

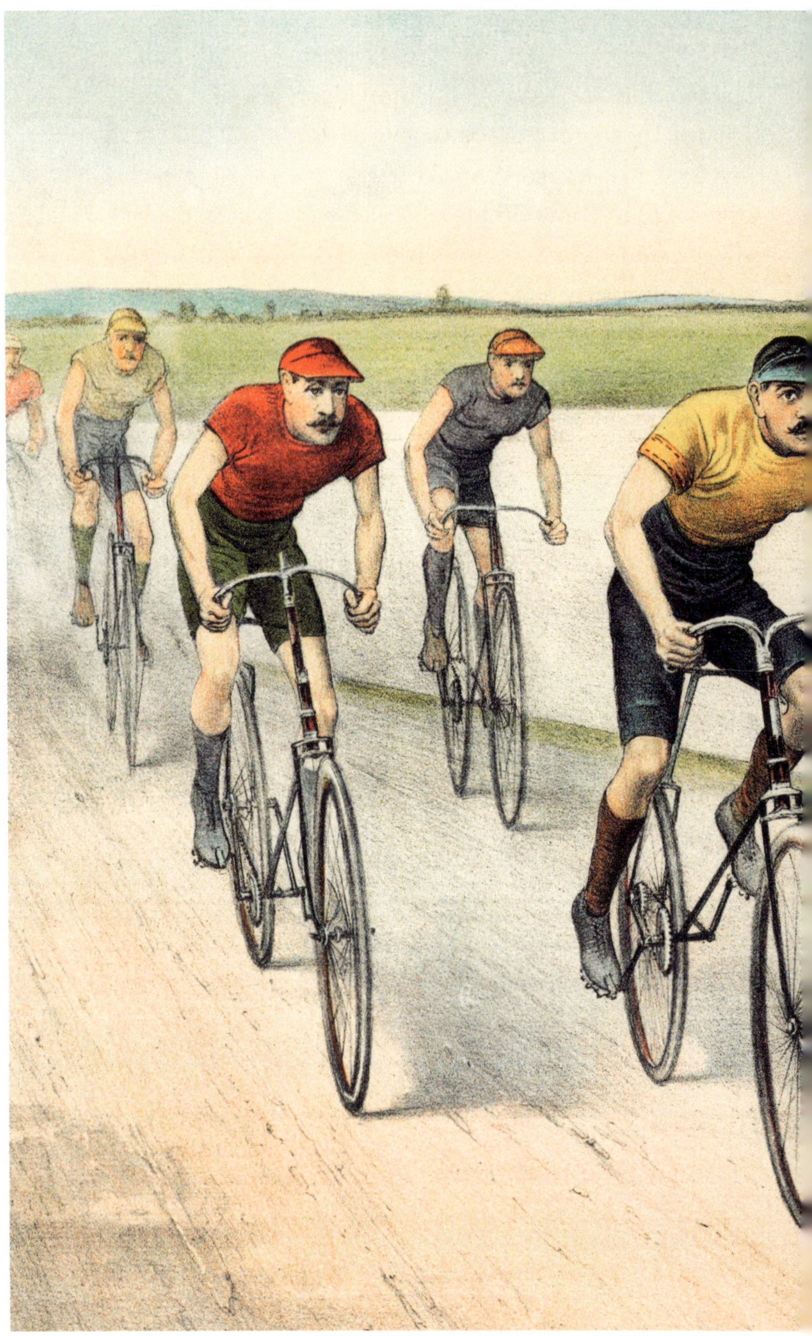

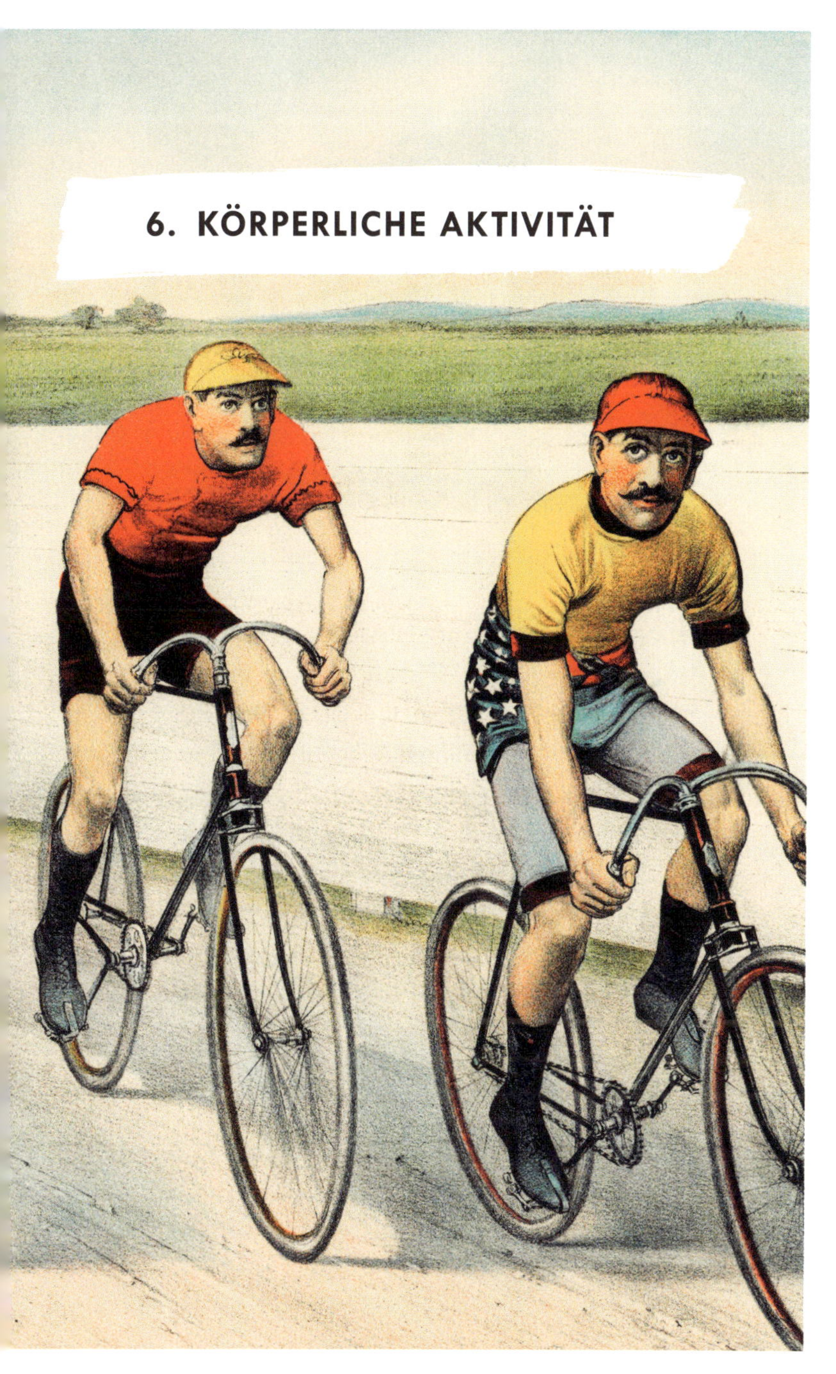

6. KÖRPERLICHE AKTIVITÄT

Ganz gleich, woran es liegen mag,
dass Sport das Gehirn ankurbelt: Man muss schon
ein Flacherdler sein, um nicht anzuerkennen,
dass Bewegung ein Mittel zur Vorbeugung
und Behandlung psychischer Gesundheit sein kann.

DANIEL LIEBERMAN,
EVOLUTIONSBIOLOGE, HARVARD

WER IMMER IM Gesundheitssektor mit Patientinnen und Patienten arbeitet, entwickelt früher oder später ein Gespür für gewisse Gesetzmäßigkeiten. Wir bekommen ein Gefühl dafür, für wen eine Behandlung gut und für wen sie weniger gut ausgehen wird. Aus derlei Einschätzungen sollte man besser keine Schlussfolgerungen ziehen, sie können natürlich dem Zufall geschuldet sein oder dem Umstand, dass jene Fälle, die bestätigen, was man bereits zu wissen glaubt, am ehesten in Erinnerung bleiben. Nichtsdestoweniger begann mir rund um das Jahr 2010 allmählich zu dämmern, dass Patienten, die wegen Depressionen Hilfe suchten und Sport trieben, oft nicht allzu lange in Behandlung waren: Nach einigen vereinzelten Nachbesuchen begegnete ich ihnen immer seltener. Irgendwann stellte sich mir die Frage, ob Sport einen antidepressiven

Effekt haben könnte. Als ich mich in die Forschungsliteratur vertiefte, entdeckte ich zu meiner großen Verwunderung, dass es genau so war: In den vergangenen Jahrzehnten sind Unmengen von Studien erschienen, die sich den positiven Auswirkungen von Sport auf depressive Erkrankungen widmen. Die Studien, die mich am meisten verblüfften und die ich für die wichtigsten halte, handeln davon, wie man Depressionen vorbeugen, sprich: das Risiko der Erkrankung durch körperliche Aktivität von vornherein verringern kann.

Was hat Fahrradergometrie mit Depressionen zu tun?

Wenn Sie sechs Minuten lang so schnell wie möglich in die Pedale treten und anschließend einen Hebel drücken, so fest Sie nur können – glauben Sie, dass die Hebelkraft etwas über Ihr Risiko aussagt, in den kommenden sieben Lebensjahren an einer Depression zu erkranken? Vor zehn Jahren hätte ich es als unwahrscheinlich abgetan, dass die Kraft meiner Hände und das Ergebnis der Fahrradergometrie etwas mit einer künftigen Depression zu tun haben könnten. Ich hätte auf andere Risikofaktoren getippt: dass ich meinen Job verlieren, verlassen werden oder dass ein Angehöriger krank werden könnte. Und wie fest kann man diesen Hebel schon drücken? Dass so etwas eine Rolle spielen sollte – ach was. Heute denke ich anders darüber.

In Großbritannien wurden 150 000 Testpersonen zweierlei einfacher Tests zur Kondition und Kraft der Hand sowie Fragen zu eventuellen Depressions- und Angstbeschwerden unterzogen. Als die identischen Fragen sieben Jahre später erneut gestellt wurden, ging es einigen Versuchsteilnehmern besser, anderen schlechter als zuvor – einigen ging es sogar so viel schlechter, dass sie die Kriterien eines Depressionsleidens erfüllten. Spannenderweise korrelierte die Entwicklung im Wohlbefinden mit dem Ergebnis der Fahrradergometrie, die sieben Jahre zurücklag: Das Risiko, an einer Depression zu erkranken, war bei all jenen niedriger, die auf dem Trainingsgerät eine gute Kondition unter Beweis gestellt hatten. Oder andersherum formuliert: Für jene mit guter Kondition war das Risiko, depressiv zu werden, um die Hälfte niedriger, und auch das Risiko, eine Angststörung zu entwickeln, war messbar geringer. Auf ähnliche Weise korrelierte die Kraft der Hand mit der Häufigkeit von Depressions- und Angstsymptomen – allerdings waren die Effekte nicht ganz so deutlich wie hinsichtlich der Kondition.

Das Risiko, an einer Depression zu erkranken, scheint also geringer zu sein für all jene, die über eine gute Kondition verfügen. Doch spielen wir des Teufels Advokaten: Wer eine gute Kondition hat, lebt schließlich oft generell gesünder, trinkt weniger Alkohol und achtet eher darauf, was er in sich hineinstopft. Deshalb könnte es doch genauso gut ein anderer Lebensstilfaktor sein, der das Risiko der Erkrankung verringert? Die Wissenschaftler hinter der

Studie bezogen in einer weiteren Auswertung Altersangaben und Faktoren wie Rauchen, Ausbildung und Einkommen mit ein. Das Muster blieb beständig das gleiche. Sie rechneten jene heraus, die zu Beginn der Studie bereits an Depressions- und Angstsymptomen litten, und korrelierten die Daten erneut – mit dem gleichen Ergebnis.

Nun gibt es keine klare Grenze zwischen »normaler« Niedergeschlagenheit und Depression, deshalb beruhte das Ergebnis womöglich auf willkürlich definierten Grenzwerten. Die Wissenschaftler versuchten es hinsichtlich der Depressivität mit veränderten Grenzwerten – abermals mit dem gleichen Ergebnis. Wie man es drehte und wendete – die Daten sprachen eindeutig dafür, dass Teilnehmer mit besserer Kondition seltener Gefahr liefen, depressiv zu werden. Und diese war nur eine von zahlreichen Studien, die nachwiesen, dass körperliche Fitness das Risiko einer Depressionserkrankung minimieren kann. Den besten Überblick über den derzeitigen Kenntnisstand bekommt man nicht, indem man sich die eine oder andere Studie vornimmt, nicht einmal eine mit sage und schreibe 150 000 Teilnehmerinnen und Teilnehmern. (Eine brauchbare Faustregel in der Forschung lautet: »*Eine* Studie ist *keine* Studie.«) Man führt besser zig verschiedene Studien zusammen und nimmt eine sogenannte Metaanalyse vor.

Die Forschung hinsichtlich des Einflusses von körperlicher Aktivität auf Depressionen ist so umfangreich geworden, dass 2020 eine Zusammenführung mehrerer Zusammenführungen vorgelegt wurde – also eine Meta-

Metaanalyse. Und das Ergebnis? Körperliche Aktivität schützt vor Depressionen. Im Ergebnis variiert der Grad, je nachdem, wie die einzelne Studie aufgebaut ist, und die Effekte erstrecken sich in der Bewertung von niedrig bis hoch. Hinsichtlich alarmierender Nachrichten zur psychischen Gesundheit von Kindern und Jugendlichen fragt man sich, ob das Gleiche auch für jüngere Patientinnen und Patienten gelten mag. Und ja, so ist es: Eine weitere Meta-Metaanalyse, die 2020 vorgelegt wurde, wies nach, dass Bewegung auch bei Kindern und Jugendlichen das Depressionsrisiko senkt. Der Gesamteffekt ist mittelgroß. Und bei Senioren? Das Gleiche.

Das bremsende Gaspedal

Schauen wir uns genauer an, *warum* Bewegung und Fitness einen so starken Einfluss auf unser Wohlbefinden haben. Wie wir zuvor schon gesehen haben, ist lang anhaltender Stress einer der Risikofaktoren für eine depressive Erkrankung. Eines der wichtigsten Stressreaktionssysteme des Körpers ist die sogenannte HPA-Achse. Man kann sie über zig Jahrmillionen organischen Lebens zurückverfolgen. Wir haben sie im Prinzip mit allen Wirbeltieren gemeinsam – mit Affen, Hunden, Katzen, Ratten, Eidechsen und sogar mit Fischen.

Die HPA-Achse ist kein vereinzeltes Körperorgan, sondern besteht aus drei Arealen im Körper und im Gehirn, die miteinander kommunizieren. Sie setzt im *Hypothalamus* an (das H in HPA). Der Hypothalamus schickt Signale an die Hypophyse, eine Drüse auf der Unterseite des Gehirns (*pituitary*), die wiederum Signale an die Nebennieren (*adrenal glands*) aussendet. Die Nebennieren produzieren das Hormon Cortisol. Die Aufgabe des Cortisols besteht in der Mobilisierung von Energie, beispielsweise steigt der Cortisolspiegel morgens, damit wir hinreichend Energie haben, um überhaupt aus dem Bett zu steigen. Doch der Cortisolspiegel steigt auch bei Stress. Von H zu P zu A – und es wird Cortisol ausgeschüttet, sobald wir Stress haben. Klingt einfach, doch in der Realität funktioniert die HPA-Achse auf überaus komplizierte Weise. In ihr sind mehrere Feedback-Schleifen eingebaut, die bewirken, dass die Achse sich selbst ausbremst. Wenn der Cortisolspiegel steigt, werden nämlich die Aktivität des Hypothalamus und jene in der Hypophyse gedrosselt. Das Cortisol bremst sich sozusagen selbst und fungiert als Stresshormon und als »Antistresshormon« gleichermaßen. Das ist ungefähr so, als wäre in Ihrem Auto zum Gasgeben und Bremsen ein und dasselbe Pedal zuständig: Sobald man zu hart aufs Gas steigt, bremst Ihr Auto sich aus.

Eine der wichtigsten Erkenntnisse in der psychiatrischen Forschung ist, dass sich die Aktivität in der HPA-Achse bei Depressionen mitunter verändert. Es ist zweifelsohne bedenkenswert, dass der vielleicht wichtigste biologische Motor hinter Depressionen *sowohl* im Körper *als auch* im Gehirn zu suchen ist – die HPA-Achse umfasst schließlich beides. Üblicherweise ist die Aktivität in der HPA-Achse – sprich: der Cortisolspiegel – bei Depressionen zu hoch. Die meisten Behandlungsmethoden, darunter auch antidepressive Medikamente, haben einen normalisierenden Effekt auf die HPA-Achse. (Dabei wirken verschiedene Antidepressiva auf unterschiedliche Bestandteile der HPA-Achse ein.) Doch es sind nicht nur Medikamente, die die Aktivität der HPA-Achse normalisieren; es ist eben auch körperliche Aktivität. Eine überaktive HPA-Achse wird nämlich beruhigt, wenn wir körperlich aktiv sind, allerdings nur auf lange Sicht. Kurzfristig führt Sport – und besonders intensives Training, bei dem Sie sich hart antreiben – zu einer erhöhten Aktivität der HPA-Achse, weil Sport *an sich* für den Körper Stress bedeutet. Wenn Sie beispielsweise laufen gehen, steigt der Cortisolspiegel in Ihrem Blut. Nach dem Lauf sinkt er – und zwar für eine oder mehrere Stunden auf ein niedrigeres Niveau als zuvor. Dies trägt zu der Entspannung bei, die wir nach einer Sporteinheit oftmals erleben.

Wenn Sie ein paar Wochen lang regelmäßig Sport betreiben, sinkt die Aktivität der HPA-Achse kontinuierlich, und das nicht nur unmittelbar nach dem Sport, sondern tatsächlich auf längere Sicht. Dies liegt daran, dass die HPA-Achse über mehrere Bremssysteme verfügt. Zwei davon sind besonders wichtig: zum einen der Hippocampus, der besser bekannt ist als Schaltzentrale unseres Gedächtnisses, zum anderen der Stirnlappen, also jener Teil des Gehirns, der hinter der Stirn liegt und in dem kognitive Leistungen wie Abstraktion und analytisches Denken erbracht werden.

Sowohl Hippocampus als auch Stirnlappen werden durch körperliche Aktivität gestärkt. Der Hippocampus wächst tatsächlich, wenn Sie Sport machen, und im Stirnlappen bilden sich zusehends winzige Blutgefäße aus, die Sauerstoff zuführen und Stoffwechselprodukte effizienter abtransportieren. Die eingebauten Bremssysteme des Gehirns werden also gestärkt, und als wäre dies nicht genug, verbessert sich auch die Fähigkeit der HPA-Achse, sich selbst einzubremsen. Sie wird nämlich umso sensibler für die eigene Aktivität. Dadurch wird die Bremsfähigkeit jenes Pedals gestärkt, das zugleich Gas und Bremse bedient.

Bewegung – das Gegenteil von Depression

Wie Sie in einem der vorangegangenen Kapitel bereits gelesen haben, ist »Depression« ein Sammelbegriff für unterschiedliche Zustände, die auf zahlreichen neurobiologischen Prozessen beruhen können. Neben der überaktiven HPA-Achse kann eine Depression, wie wir gesehen haben, auch mit entzündlichen Prozessen im Körper zusammenhängen. Depressionen können bei einer zu niedrigen Konzentration der Botenstoffe Dopamin, Serotonin oder Noradrenalin entstehen und bei einem zu niedrigen Spiegel des gehirneigenen Wachstumsproteins BDNF. Außerdem können Depressionen mit einer veränderten Aktivität der

Insula (jenes Teils des Gehirns, der in den Schläfenlappen sitzt und wichtig für Gefühlsregungen ist) und mit einer gesteigerten Aktivität der Amygdala erklärt werden.

Diese Mechanismen, die einander mitnichten ausschließen, können je nach Patient mehr oder minder gewichtig sein. In der Praxis sieht man nur selten, ob jemand zu wenig Dopamin produziert, über eine überaktive Amygdala oder zu viele Entzündungsherde im Körper verfügt. Doch was den Sport angeht, spielt das auch gar keine Rolle – denn ganz gleich, welche Ursache zugrunde liegt: Sport wirkt ihr oftmals entgegen.

Denn Sport erhöht den Dopamin-, Serotonin- und Noradrenalinspiegel, aber auch den des BDNF. Auf Dauer entwickelt Sport überdies eine entzündungshemmende Wirkung, was daran liegt, dass es uns Energie kostet, uns zu bewegen, und Energie zieht der Körper teils aus unserer Immunabwehr, die folglich ihre Aktivität drosselt. Dies klingt zunächst vielleicht nicht allzu glücklich, aber nachdem chronische Krankheiten oftmals auf einem überaktiven Immunsystem beruhen – das ausgerechnet durch Sport gedrosselt werden kann –, ist der Effekt schlussendlich positiv. Sport beschleunigt die Neubildung von Gehirnzellen im Hippocampus und normalisiert die Aktivität in der HPA-Achse. Ich könnte endlos so weitermachen – aber Sie wissen, worauf ich hinauswill: Aus biologischer Sicht findet man kaum etwas, was einer Depression mehr entgegenwirkte als Sport. Eine andere Art, die Logik hinter dem antidepressiven Effekt von Sport zu begreifen, wäre, sich anzusehen, wie unsere Gefühle entstehen. Wie Sie sicher noch wissen, leben Sie auf, sobald in der Insula Sinneseindrücke von außen mit all dem, was in Ihrem Körper vor sich geht, übereinandergelegt werden. Das Gehirn bedient sich also sowohl äußerer wie innerer Signale als Zutaten, um Ihre Gefühlslage »zusammenzurühren«.

Wenn Sie sich bewegen, werden sämtliche Organe und Gewebe in Ihnen gestärkt. Blutdruck, Blutzucker und Blutfette stabilisieren sich, das Sauerstofffassungsvermögen der Lunge steigt, Herz und Leber werden gekräftigt. All dies bedeutet, dass das Gehirn neue – positive! – Signale empfängt, aus denen es Gefühle erschaffen kann. Damit steigen die Chancen auf Gefühle des Wohlbefindens eher als auf die Empfindung von Unwohlsein. Fakt ist, dass Bewegung zum Wichtigsten zu gehören scheint, was wir tun können, um einer Depression vorzubeugen.

Ursache und Wirkung

Lassen wir die neurobiologischen Mechanismen ganz kurz beiseite und spielen erneut des Teufels Advokaten: Sowohl in New York als auch in Chicago steigt die Zahl der Morde, wenn dort viel Eis verkauft wird. Müssen wir also den Schluss ziehen, dass irgendetwas im Speiseeis Aggressionen und Mordlust weckt und wir die Speiseeisindustrie für den Tod von Menschen verantwortlich machen können? Nein, dass mehr Morde vom Speiseeiskonsum abhängen würden, ist nicht sonderlich wahrscheinlich. Die wahrscheinlichere Erklärung wäre, dass wir mehr Eis essen, sobald es draußen wärmer wird; wenn es warm ist, gehen wir überdies öfter aus und trinken mehr Alkohol. Wenn im öffentlichen Raum mehr Leute alkoholisiert sind, steigt die Wahrscheinlichkeit für gewaltsame Auseinandersetzungen. Das Wetter beeinflusst insofern sowohl den Eisverzehr als auch die Anzahl der Morde – allerdings ohne dass beides miteinander zu tun hätte.

Kann es da nicht überdies etwas geben, was sowohl das Depressionsrisiko als auch unsere sportliche Motivation beeinflusst? Vielleicht haben Sport und ein vermindertes Depressionsrisiko nicht mehr miteinander zu tun als der Eiskonsum mit der Mordstatistik? Und als wäre dies nicht genug, gibt es noch eine weitere Herausforderung, wenn wir herausfinden wollen, inwieweit Sport bei der Vorbeugung von Depressionen hilft. Üblicherweise geht man bei solchen Studien folgendermaßen vor: Eine Gruppe aus Versuchspersonen wird zu einer pulserhöhenden Sporteinheit angeregt, eine weitere Gruppe zu einer Aktivität, bei der sich der Puls nicht erhöht, beispielsweise zu Stretch-Übungen. Nach einigen Monaten regelmäßigen Trainings oder Stretchings wird untersucht, ob sich im Befinden der Gruppen ein Unterschied messen lässt. Die Methode ist ein und dieselbe wie bei der Arzneimittelentwicklung, wenn ein Teil der Versuchspersonen Medikamente bekommt und der andere Teil lediglich Zuckerpillen. Das Problem bei der Untersuchung mentaler Effekte von Sport liegt darin, dass es kein geeignetes Äquivalent für die Zuckerpillen gibt. Eine Person, die trainiert, weiß, was sie tut, und geht allein deshalb schon davon aus, dass sie sich gut fühlt – vielleicht hat sie sogar eine der von mir erwähnten Studien gelesen. Woher nehmen wir also die Gewissheit, dass es den entsprechenden Teilnehmern nicht allein schon deshalb besser geht, weil sie *erwarten*, sich besser zu fühlen? Wie kann man den Placeboeffekt ausschließen?

Wenn man Sport und seine vorbeugende Wirkung auf Depressionen untersuchen will, hat die Sache noch einen weiteren Haken: Denn um Schlussfolgerungen zu ziehen, die nicht nur auf Zufällen beruhen, müssen Hunderte, wenn nicht Tausende Testpersonen über mehrere Jahre hinweg befragt werden, damit eine belastbare Anzahl depressiver Personen darunter sind. US-amerikanische Forscher beschlossen, diesem Problem und potenziellen Fehlerquellen mithilfe der Genetik zu begegnen. Unser Risiko, depressiv zu werden, hängt nämlich zu rund 40 Prozent von unseren Genen ab. Und auch wie viel wir uns bewegen, hängt ein Stück weit von unseren Genen ab – einige von uns haben, salopp gesagt, mehr Hummeln im Hintern als andere.

Wenn diejenigen mit Genen, die dazu beitragen, dass sie sportlich aktiver sind, zugleich seltener depressiv würden, dann wäre dies ein Zeichen dafür, dass körperliche Aktivität eine Schutzfunktion erfüllt. Wenn man zudem einen Gentest mit Bewegungsdaten und Psychotests kombiniert, kann man womöglich interessante Schlussfolgerungen ziehen: Man kann etwa untersuchen, ob diejenigen, die mehr genetische Risikofaktoren für Depressionen mitbringen und gleichzeitig Sport treiben, so depressiv sind, wie sie rein statistisch sein »müssten«. Wenn dies jetzt kompliziert klingt, dann liegt es womöglich daran, dass es tatsächlich kompliziert ist. Die Methode nennt sich Mendelsche Randomisierung und ist eine Art, statistische Korrelationen – wie die von Eiskonsum und Mordfällen – von Ursache-Wirkungs-Zusammenhängen zu unterscheiden (in unserem Beispiel vom Zusammenhang zwischen Alkoholkonsum und Mord). Die Mendelsche Randomisierung erfordert zwar eine große Anzahl von untersuchten Personen, aber die stand den Wissenschaftlern zur Verfügung: in Form von mehr als 200 000 Datensätzen. Nichtsdestoweniger sahen sie sich einem weiteren Problem gegenüber. Wenn wir beziffern sollen, wie viel Sport wir treiben, neigen wir dazu, uns zu überschätzen. Deshalb beschlossen die Forscher, Schrittzähler einzusetzen, weil diese objektivere Daten liefern würden.

Nun hatte man also die Möglichkeit, ein für alle Mal auszuleuchten, ob Sport das Risiko einer Depressionskrankheit wirklich verminderte oder quasi nur eine Art Zuckerpille war. Das Ergebnis, das Anfang 2019 in einer der prestigeträchtigsten Zeitschriften der psychiatrischen Forschung veröffentlicht wurde, hätte nicht deutlicher ausfallen können: Körperliche Aktivität schützt vor Depressionen. Die Korrelation kann *nicht* durch einen Placeboeffekt erklärt werden. Wenn Sie täglich 15 Minuten Stillsitzens durch einen 15-minütigen Lauf ersetzen, minimieren Sie das Risiko, an einer Depression zu erkranken, um 26 Prozent. Das Risiko verringert sich ebenso sehr, wenn Sie stattdessen eine Stunde spazieren gehen. Eine pulserhöhende Aktivität wie das Laufen scheint also in etwa viermal so effektiv zu sein wie ein gemütlicher Spaziergang. Laufen Sie mehr als 15 Minuten oder spazieren Sie länger als eine Stunde, steigt der Schutz abermals.

So fortschrittlich die Untersuchung auch war, beschlossen die Forscher, mit ihren Analysen noch einen Schritt weiter zu gehen, um auf der sicheren Seite zu sein. Sie führten eine weitere Studie durch, in der sie von einer Gruppe aus Individuen ausgingen, die ein erhöhtes genetisches Risiko für eine Depressionserkrankung aufwiesen. Diese Hochrisiko-Individuen wurden zwei Jahre lang begleitet, und in dieser Zeit wurden tatsächlich einige von ihnen depressiv; doch unter jenen, die Sport trieben, waren depressive Erkrankungen im Verhältnis seltener. Sie kamen durchaus vor – aber nicht annähernd so oft. Das Resümee der Forscher ist unmissverständlich: »Die Studie weist nach, dass eine genetische Disposition zu Depressionen nicht zwangsläufig zu einer depressiven Erkrankung führen muss. Körperliche Aktivität hat das Potenzial, ein erhöhtes Depressionsrisiko bei Individuen mit der entsprechenden Disposition zu neutralisieren.« Wir können folglich mit Gewissheit sagen, dass wir Depressionen sowohl behandeln als auch vorbeugen können, indem wir uns bewegen. Doch nur weil das Risiko geringer wird, sinkt es nicht automatisch auf null. Es ist eben nur *vermindert* und nicht *gar kein* Risiko mehr. Und dies wiederum bedeutet auch nicht, dass man demjenigen, der an einer Depression erkrankt, ein ungesundes Leben vorwerfen könnte.

Wichtig ist noch zu bemerken, dass der Schrittzähler nicht unterscheidet, ob Sie zum Supermarkt schlendern, den Rasen mähen oder für einen Marathon trainieren – all dies zählte für die Untersuchung gleichermaßen als Bewegung. Auch wenn eine pulserhöhende Minute in etwa viermal so effektiv ist, ging es gemäß Studie um die *Anzahl* der Schritte, die Sie vor depressiver Verstimmung schützt. Wo, wann oder auf welche Weise Sie die Schritte setzen, war dabei völlig unwesentlich. Hinsichtlich einer gestärkten mentalen Gesundheit definieren wir somit den Begriff »Sport« weitaus großzügiger und meinen damit mehr als all das, was in einem Fitnessstudio passiert, beim Sporttreff, auf dem Bolzplatz oder auf der Laufbahn.

Wie viele Depressionen könnten vermieden werden?

Sport beschert uns also eine Extraschicht »mentalen Unterhautfettgewebes«, das vor Depression schützt. Leider wird es immer dünner. In der westlichen Welt gehen wir im Schnitt 5000 bis 6000 Schritte am Tag. Studien an Menschen, die bis heute in Jäger-und-Sammler-Gesellschaften leben, sowie die Analyse der Knochendichte von 6000 bis

7000 Jahre alten Skeletten legen den Schluss nahe, dass unsere Vorfahren täglich 15 000 bis 18 000 Schritte gegangen sind. Um bestmöglich zu funktionieren, sind unser Körper und unser Gehirn höchstwahrscheinlich auf diese Zahl kalibriert. Mit anderen Worten scheinen wir nur ein Drittel der Schritte zu machen, die in weiten Teilen unserer geschichtlichen Entwicklung üblich waren.

Die Anzahl der Schritte ist nicht nur auf lange, historische Sicht gesunken, sondern auch auf kurze Sicht: In Schweden ist der Anteil der Bevölkerung mit einer gesundheitsgefährdend schlechten Kondition seit Mitte der 1990er-Jahre von 27 auf 46 Prozent angestiegen; »gesundheitsgefährdend« heißt hier, dass man ohne Verschnaufpause nicht mehr als zehn Minuten eines flotten Spaziergangs schafft. Unter Kindern und Jugendlichen sind es nur 22 Prozent der Jungen und 15 Prozent der Mädchen (zwischen 11 und 17 Jahren), die in der von der WHO empfohlenen einen Stunde Bewegung am Tag körperlich aktiv sind. Kurz: Mit der Bewegung des Gegenwartsmenschen sieht es bedenklich aus.

Und weil körperliche Aktivität vor Depressionen schützt, haben wir zugleich einen unserer wichtigsten Schutzmechanismen eingebüßt, was eine spannende Frage aufwirft: Wie viele Depressionserkrankungen könnten verhindert werden, wenn wir uns mehr bewegen würden? Britische Wissenschaftler haben versucht, genau dieser Frage mithilfe der Daten von 34 000 Studienteilnehmern nachzugehen, die über elf Jahre begleitet wurden. Weil bei Depressionen viele Faktoren miteinander in Verbindung stehen und es deshalb schwierig ist, genau zu ermitteln, welcher Faktor welche Rolle spielt, sollten wir die Ergebnisse jedoch eher als grobe Schätzung denn als genaues Resultat betrachten.

Wie sich gezeigt hat, hätten 12 Prozent der depressiven Erkrankungen vermieden werden können, wenn die Studienteilnehmer sich nur *eine Stunde wöchentlich* bewegt hätten. Selbst Kinder und Jugendliche scheinen von einem moderaten sportlichen Einsatz zu profitieren. Mithilfe von Schrittzählern protokollierte man die Aktivität bei gut 4000 Kindern und Jugendlichen zwischen 12 und 16 Jahren und befragte sie einige Jahre später zu depressiven Beschwerden. Es zeigte sich, dass jede weitere Stunde Bewegung pro Woche im Teenageralter mit einem um 10 Prozentpunkte geringeren »Depressions-Score« im Alter von 18 Jahren einherging.

Angst und körperliche Aktivität

Wenden wir uns jetzt der Angst zu. Die beste Art und Weise, Angst zu beschreiben, ist als »vorweggenommener Stress«. Hinter Angst und Stress steckt im Grunde ein und dieselbe Reaktion – die HPA-Achse wird aktiviert –, mit einem entscheidenden Unterschied: Bei Stress haben wir es mit einer *konkreten*, bei Angst mit einer *potenziellen* Bedrohung zu tun.

Weil die HPA-Achse bei Stress und Angst »hochfährt« und sich durch Bewegung wieder stabilisiert, sollte Sport also auch zu weniger Angstzuständen führen. Doch ist das auch wirklich der Fall? Im Jahr 2019 wurden mehrere Studien zusammengelegt, in denen Probanden mit verschiedenen Ausprägungen von Angsterkrankungen entweder zu Sport oder anderen Tätigkeiten aufgefordert wurden. Wie sich zeigen sollte, schützt eine pulserhöhende körperliche Aktivität sowohl Minderjährige als auch Erwachsene vor Ängsten, insbesondere vor posttraumatischem Stress. In einer anderen Metaanalyse, die 2020 veröffentlicht wurde, wurden 18 unterschiedliche Studien zusammengeführt. Sie alle wiesen nach, dass körperliche Aktivität vor Ängsten schützt und es tatsächlich kaum eine Rolle spielt, welche Art der Bewegung man wählt, sei es nun Schwimmen, Spazierengehen, Einheiten auf dem Laufband oder auf dem Heimtrainer oder anderes Training zu Hause.

Eine Studie nach der anderen, eine Metaanalyse nach der anderen weist also nach, dass Menschen, die Sport treiben, weniger Ängste entwickeln. Das Wichtige ist dabei nicht, *wie* sie Sport treiben oder *welchen* genau, sondern *dass* sie es tun. Wer Panikattacken erleidet, verringert diese, und wenn die Attacken doch einmal zuschlagen, sind sie weniger intensiv. Wer an sozialen Phobien leidet, wird belastende soziale Kontexte auf Dauer als weniger bedrohlich empfinden. Und wer an einer posttraumatischen Belastungsstörung leidet, erlebt Flashbacks und erhöhte Alarmbereitschaft weniger intensiv als zuvor. Aber genau wie bei jedweder anderen Behandlungsmethode – sei es Therapie oder Medikamentierung – erzielt man mal bessere, mal weniger gute Effekte. Manchen Patientinnen und Patienten geht es durch Sport hervorragend, andere merken keinen allzu großen Unterschied. Doch der *durchschnittliche* Effekt, den man durch Sport erzielen kann, ist messbar, genau wie im Fall der Depression.

Eine Sache ist allerdings wichtig, um Ängsten vorzubeugen, und das ist der erhöhte Puls: Es scheint, als würde der Körper mit der Zeit lernen, dass eine erhöhte Pulsfrequenz nicht das Gleiche ist wie eine bevorstehende Katastrophe – wie es beispielsweise bei meinem Patienten der Fall war, der in der U-Bahn eine Panikattacke erlitt. Der Körper lernt überdies, dass der erhöhte Puls mit einem niedrigeren Cortisolspiegel, mit Endorphinen und einem Gefühl des Wohlbefindens einhergeht. Insofern beugt man der Rückkopplung von Fehldeutungen vor, die etwa bei einer Panikattacke einzutreten scheinen; wer untrainiert ist und an Panikattacken leidet oder einen anderen schwerwiegenden Angstzustand erlebt, sollte daher seine sportliche Aktivität behutsam steigern. Gehen Sie zunächst ein, zwei Monate lang flott spazieren, ehe Sie beginnen zu joggen – und joggen Sie erst langsam, ehe Sie das Tempo abermals erhöhen. Untrainiert Sport zu treiben kann dazu führen, dass Ihr Gehirn den erhöhten Puls fälschlich als Gefahrensignal deutet und schlimmstenfalls eine Angstattacke auslöst. Wenn Sie die Intensität vorsichtig steigern, werden Sie feststellen, dass die Angst langsam nachlässt – nicht von einem Tag auf den anderen, aber womöglich von einem Monat zum nächsten.

WEITERE ASPEKTE

Bewegung ist kein Allheilmittel, andererseits sind die auch grundsätzlich eher selten. Antidepressiva erweisen sich bei rund einem Drittel aller Depressiven als überaus hilfreich, bei einem Drittel verbessern sie den Zustand auf akzeptablem Niveau, während sie beim letzten Drittel zu keinerlei Verbesserung führen. Durch kognitive Verhaltenstherapie erzielt etwa die Hälfte der Patienten gute Ergebnisse, bei der anderen Hälfte ist der Effekt eher bescheiden. Und auch was Sport angeht, ist die Wirkung individuell verschieden: Manche erzielen fantastische Ergebnisse, während andere kaum einen Unterschied bemerken. Im Schnitt ist die Wirkung jedoch gut. Wenn eine Depression tiefer reicht oder im Alltag mit Erschöpfungszuständen einhergeht, ist intensive sportliche Aktivität allerdings wenig ratsam: Da braucht man Ruhe und Erholung, eine Therapie und oftmals auch Medikamente.

WIE WENIG SPORT IST NÖTIG?

Statt sich zu fragen, wie viel Sport man treiben muss, um Depressionen vorzubeugen, sollte man sich eher fragen, wie viel nötig ist. Die knappe Antwort lautet nämlich, dass nur eine Stunde strammen Gehens in der Woche einen messbaren Effekt nach sich zieht. Wer sich in die Forschungsliteratur vertieft, dürfte überrascht sein zu lesen, dass die eklatanteste Verbesserung sowohl bei Minderjährigen als auch bei Erwachsenen eintritt, wenn man von »nichts tun« zu »ein wenig tun«

übergeht: beispielsweise indem man zur Arbeit radelt oder zu Fuß zur Schule geht. Mehr als eine Stunde Spazierengehen pro Woche ist natürlich umso besser, und da kann man sich fragen, was nötig ist, um den maximalen Effekt zu erzielen. Eine Reihe umfangreicher, klug aufgebauter Untersuchungen weist darauf hin, dass zwischen zwei und sechs Stunden pulserhöhender Aktivität in der Woche optimal sind – keine Kleinigkeit also, aber die meisten Studien empfehlen doch eher zwei als sechs Stunden. Mehr als sechs Stunden Sport in der Woche scheinen darüber hinaus keinen weiteren Schutz zu verleihen.

Sämtliche Ausprägungen von Angst verringern sich

Als Arzt kann ich Sport auf Rezept verschreiben, und wann immer ich das bei Patienten mit Angststörungen getan habe, waren sie zunächst oftmals verwundert. »Ernsthaft – Sport?« Wie bitte schön könne Sport Stress und Ängsten angesichts eines chaotischen Alltags, Jobs oder der Erkrankung eines Angehörigen Einhalt gebieten – oder einer Angst, deren Ursache mitunter unbekannt ist? Es gibt keine zu 100 Prozent verlässliche Antwort auf die Frage, warum die Evolution uns so geschaffen hat, dass körperliche Aktivität Ängste lindert. Aber bedenken wir Folgendes: Die Aufgabe unserer HPA-Achse besteht darin, Energie für die Muskeln in unserem Körper zu mobilisieren, sobald Gefahr droht – also bei Stress – oder wenn unser Gehirn glaubt, dass möglicherweise Gefahr drohen *könnte* – also bei Angst. Und was hat uns in Jahrmillionen am ehesten bedroht? In welchen Situationen war es am wichtigsten, dass die HPA-Achse dafür sorgte, dass Energie freigesetzt wurde? Es war wohl kaum psychosozialer Stress in Form von Rechnungen, Deadlines, einem chaotischen Alltag. Wesentlich wahrscheinlicher hat sich die HPA-Achse so entwickelt, damit der Mensch lebensgefährliche Situationen meistern, sprich: Raubtieren entkommen und Verletzungen sowie Infektionen überleben konnte.

Wer immer in guter körperlicher Verfassung ist, hat bessere Karten, einem Raubtier zu entkommen, eine gewaltsame Auseinandersetzung für sich zu entscheiden oder eine Infektion auszuheilen. Die HPA-Achse eines körperlich fitten Menschen braucht nicht permanent in den höchsten Gang zu schalten, wann immer eine potenzielle Gefahr droht. Sie braucht bei jedweder wirklichen oder potenziellen Bedrohung auch nicht für Panik zu sorgen. Das Stresssystem – also die HPA-Achse – kann in aller Ruhe herunterschalten. Wenn Ihr oder mein Gehirn auf den psychosozialen Stress unseres heutigen Alltags reagiert, reagiert es mithilfe des gleichen Systems, das der Mensch historisch betrachtet in lebensgefährlichen Situationen aktiviert hat. Was uns evolutionsgeschichtlich vor Gefahren bewahrt hat – nämlich eine gute Physis –, hat zudem das Stresssystem unserer Vorfahren beruhigt. Und weil wir Menschen uns seit jener Zeit nicht nennenswert verändert haben, beruhigen auch wir unsere HPA-Achse mithilfe einer guten Physis und sind damit besser gegen moderne Stress- und Angstquellen gerüstet. Oder einfach ausgedrückt: Bewegung lehrt den Körper, nicht übermäßig stark auf Stress zu reagieren – ganz gleich, um welcherart Stress es sich handelt.

Und wie erleben wir die verminderte Aktivität der HPA-Achse, nachdem wir Sport getrieben haben? Erhält mein Gehirn eine Nachricht, die wie ein plötzlicher Gedanke kommt, wenn ich zum Beispiel gerade Fußball gespielt habe? »Gratuliere, du hast Sport gemacht, jetzt ist dein Cortisolspiegel wieder auf Normalniveau. Du bist in guter Verfassung und hättest keine Probleme wegzulaufen, wenn dir mal ein Löwe im Gebüsch auflauert.« Wohl kaum. Stattdessen erlebe ich diese »Nachricht« in Gestalt eines Gefühls: eines Gefühls der Ruhe, der verringerten Rastlosigkeit und des gesteigerten Zutrauens in meine Fähigkeiten. Das Zutrauen wiederum schwappt sogar darauf über, was mich zufällig gerade beunruhigen könnte. Eine der wichtigsten Erkenntnisse, wenn es darum geht, wie wir von körperlicher Aktivität beeinflusst werden, ist nämlich, dass sie auch unsere *self-efficacy* stärkt (was man in etwa mit »Zutrauen in die eigenen Fähigkeiten« übersetzen kann).

Besseres Zutrauen in die eigenen Fähigkeiten

Rund eine Viertelstunde mit dem Auto westlich des Stadtkerns von Göteborg liegt die Jättesten-Schule, eine Grundschule mit rund 600 Schülerinnen und Schülern. Anfang der 2010er-Jahre erhielt dort in den Fächern der neunten Klasse nur jeder Dritte so gute Noten, dass sie für den Übertritt in die weiterführende Schule ausreichten. Um diesen Trend umzukehren, beschloss die Schulleitung, namentlich Lotta Lekander und Jonas Forsberg, Erkenntnisse aus der Forschung in die Praxis umzusetzen. Zuvor hatten die Schülerinnen und Schüler zweimal in der Woche Sportunterricht gehabt; Lekander und Forsberg wollten herausfinden, was passieren würde, wenn an jedem Schultag Sport auf dem Stundenplan stünde. Die Schule führte daher eine halbstündige Bewegungseinheit auch an jenen drei Tagen ein, an denen vormals kein Sport vorgesehen war. Die Sporteinheiten waren obligatorisch und fanden in der Sporthalle statt, und damit kein anderes Unterrichtsfach beeinträchtigt wurde, lagen sie außerhalb des Stundenplans, was zur Folge hatte, dass sich die Schulwoche verlängerte; um aber keinen zusätzlichen Notendruck aufzubauen, waren es nicht die Sportlehrer der Schule, die jene zusätzliche Sporteinheit leiteten. Man durfte aus diversen Aktivitäten wählen, und es ging einzig darum, in diesen 30 Minuten den Puls bis auf 65 bis 70 Prozent des Maximalpulses zu erhöhen. Kein Wettbewerb, kein Druck – einfach nur erhöhter Puls. Und das Ergebnis? Zwei Jahre später hatte sich der Anteil Neuntklässler mit für die Versetzung ausreichenden Noten in den Abschlussfächern annähernd verdoppelt.

Als ich erstmals von den Erfolgen der Jättesten-Schule hörte, klangen sie für mich fast schon zu gut, um wahr zu sein. Doch sobald ich mich ein wenig in die Materie einlas, entdeckte ich, dass man über die erhöhte Bewegungsrate hinaus auch ein paar andere Veränderungen im Schulalltag vorgenommen hatte: Es war zusätzliches Personal eingestellt worden, und die Fähigkeiten und Bedürfnisse der Kinder wurden systematischer als zuvor ausgewertet. Welche Rolle spielte da also der Sport? Um der Frage auf den Grund zu gehen, beschloss ich, die Schule im Zusammenhang mit den Aufnahmen zu der populärwissenschaftlichen TV-Serie *Din hjärna* (»Dein Gehirn«)

zu besuchen. Lekander und Forsberg hießen mich herzlich willkommen und erzählten, dass sie hinsichtlich des Effekts des Sports keine exakte Antwort geben könnten, sie betrieben schließlich praktische Arbeit und keine wissenschaftlichen Studien. Trotzdem glaubten sie, dass die »Pulseinheit«, wie sie sie nannten, von vielen Maßnahmen die wichtigste gewesen war, um die Schülerinnen und Schüler zu fördern. Noch wichtiger als die Verbesserung der Schulleistung war jedoch für beide Rektoren, dass es den Schülerinnen und Schülern so viel besser ging: Beide erlebten die Schulkinder als weniger gestresst und rastlos – und sie legten ein verbessertes Selbstvertrauen an den Tag.

Lekanders und Forsbergs Einschätzung entspricht den Ergebnissen, die Wissenschaftler in Chile ermittelten: Chile hatte binnen kürzester Zeit enorme Probleme durch Wohlstandskrankheiten wie Diabetes und Herz-Kreislauf-Erkrankungen verzeichnet, und man wollte herausfinden, ob die Entwicklung durch eine veränderte Lebensweise umkehrbar war. Fachleute stellten ein Programm auf die Beine, mit dem sie Jugendlichen aus unterprivilegierten Milieus die Möglichkeit eröffneten, sich mit Laufen, Basket- und Volleyball, Aerobic oder Fußball zu beschäftigen. Sinn und Zweck war, dass die Jugendlichen eine Sportart finden konnten, die ihnen Spaß machte, und nicht, dass sie miteinander in Konkurrenz treten sollten. Nach dem zehn Wochen andauernden Programm zeigte sich, dass die Jugendlichen enorm an Kondition zugelegt hatten. Und sie waren ruhiger geworden, weniger angstgetrieben und hatten überdies ein besseres Selbstvertrauen entwickelt. Besonders bei Kindern stärkt Sport die *self-efficacy*. Sie lernen nicht nur, ihren athletischen Fähigkeiten besser zu vertrauen, sondern entwickeln auch generell mehr Selbstbewusstsein – selbst in eher abstrakten Bereichen. Dies wurde durch eine Reihe von Studien verifiziert, unter anderem durch eine groß angelegte Umfrage der schwedischen Gesundheitsbehörde, in der nachgewiesen wurde, dass sportlich aktive Kinder zufriedener mit ihrem Leben und weniger gestresst sind als Kinder, die wenig bis keinen Sport treiben.

»Born to avoid starvation«

Aber ist das nicht rätselhaft? Wenn körperliche Aktivität unser Selbstbewusstsein stärkt und uns lebensfroher macht, wenn sie vor Depressionen schützt, Ängste und Stress eindämmt, unsere emotionalen Thermostate herunterregelt und zudem unsere inneren Organe stärkt – warum hat die Natur dann das Bedürfnis in uns entwickelt, sich lieber für Netflix und Sofa als für Jogging zu entscheiden? Warum tut sich das Gehirn so schwer, uns zu etwas zu motivieren, was uns doch nachweislich guttut? Um dieses Paradox zu verstehen, müssen wir zwei Dinge gleichzeitig ins Auge fassen: Das Gehirn ist zwar auch für die Bewegung entwickelt, aber umso mehr fürs Überleben. In annähernd der ganzen Menschheitsgeschichte war

Hunger eine gigantische Bedrohung für unser Fortbestehen. Kalorien waren ein seltener Luxus, auf den wir uns seit Menschengedenken bei der erstbesten Gelegenheit gestürzt haben.

Seit einigen Jahrzehnten haben wir ungehinderten Zugang zu so vielen Kalorien, wie wir nur wollen. Wir müssen bloß in unseren Kühlschrank gucken oder einkaufen gehen. Doch weil die Evolution langsam voranschreitet und Zeit eher in Jahrtausenden denn in Jahrzehnten misst, hat sich das Gehirn noch nicht unseren neuen Lebensumständen angepasst. In der Savanne hat es uns zugerufen: »Rette mich vor dem Verhungern, stopfe alle Kalorien in dich hinein, die du finden kannst!« Das Gleiche ruft das Gehirn, wenn wir in den Supermarkt gehen: Vor dem Süßigkeitenregal reagiert es, als hätten wir soeben unfassbares Glück gehabt und einen riesigen Baum entdeckt, der sich unter süßen Früchten nur so neigt. »Superjackpot! Stopf sofort alles in dich hinein!« Historisch betrachtet konnten wir nie genug Kalorien bekommen und haben daher auch keine eingebaute »Stopptaste« für unseren Konsum entwickelt. Wenn dieser unendliche Appetit, der sich in Jahrmillionen in einer kalorienarmen Welt und im Angesicht eines dauerhaft drohenden Hungertodes ausgebildet hat, in eine Welt übertragen wird, in der wir unbegrenzten Zugang zu Kalorien haben, fällt es nicht sonderlich schwer auszurechnen, was das Ergebnis ist: Wir essen. Und essen. Und essen. Was wir in uns hineinschlingen können, kennt kein Ende mehr. Da ist es auch kein bisschen verwunderlich, dass Übergewicht und Typ-2-Diabetes heutzutage ein Riesenproblem darstellen. Der Überlebensmechanismus ist zu einer Falle geworden, weil es keine Grenze dafür gibt, wie viele Kalorien wir in uns aufnehmen können.

Welche Menge an Energie für unseren Körper genug ist, hängt nicht nur davon ab, wie viel wir in uns hineinstopfen, sondern auch davon, was wir verbrauchen – und Bewegung kostet Energie. Deshalb sind wir von Natur aus faul: Auf die gleiche Weise, wie das Gehirn uns einredet, dass wir uns sämtliche Kalorien aus dem Süßigkeitenregal einverleiben sollen, will es, dass wir auf dem Sofa liegen und nicht unnötig Kalorien verbrennen. Jetzt denken Sie vielleicht, dass jemand mit Übergewicht doch über hinreichend Energie verfügen dürfte, um aufzustehen – warum also will das Gehirn, dass auch diese Person ruht? Die Antwort lautet: Wir waren in unserer Geschichte kaum je übergewichtig. Es gab allenfalls ein paar rundliche Kaiser, Pharaonen, Könige und Königinnen – aber die waren die Ausnahme.

In 99,9 Prozent unserer Zeit auf Erden hatten wir nicht das Privileg einiger vorteilhafter Extrakilos um die Hüften, von denen wir hätten zehren können, wenn gerade kein Essen zur Verfügung stand. Deshalb haben der Körper und das Gehirn auch nie Schutzmechanismen entwickelt, die uns heute einflüstern könnten: »Du hast mehr Energie gespeichert, als du benötigst, geh also besser nach draußen und lauf dir ein paar Kilos ab, damit du in 30 Jahren keinen Herzinfarkt bekommst.« Der Mensch hatte einfach nie extra Hüftspeck – und die meisten erreichten auch nicht das Alter, in dem wir heutzutage einen Herzinfarkt erleiden.

In der Gegenwart führen Übergewicht und Adipositas zu enormen gesundheitlichen Konsequenzen, während es nur noch wenige gibt, die Hunger leiden. In fast der gesamten Menschheitsgeschichte war es genau umgekehrt. Übergewicht gab es quasi nicht, während eine drohende Hungersnot ein riesiges Problem darstellte. Gegen Letztere hat die Evolution nicht nur einen, sondern gleich mehrere Schutzmechanismen entwickelt. Wenn wir an Gewicht verlieren, meldet sich unser Hungergefühl. Außerdem sinkt der Basalmetabolismus ab (die Energiemenge, die der Körper im Ruhezustand verbraucht), während sich die Nährstoffaufnahme durch den Darm intensiviert. Diese Mechanismen haben alle ein und denselben Zweck: Der Körper versucht, sein Gewicht zu halten, weil er jedes verlorene Kilo – ganz gleich, ob wir übergewichtig sind oder nicht – als drohenden Hungertod interpretiert. Diese automatischen Abläufe halfen unseren Vorfahren, dem Hungertod zu entkommen, bremsen uns jedoch bei jedem Diätversuch aus.

So wie wir dahingehend angelegt sind, uns kalorienreiche Nahrung zu suchen, um nicht zu verhungern, sind wir dazu entwickelt zu ruhen, um nicht kostbare Kalorien zu verschleudern. Wir *sollen* faul sein. Unsere Vorfahren würden glauben, wir hätten eine Schraube locker, wenn sie wüssten, dass wir uns schwitzig laufen, nur um zu guter Letzt an denselben Ort zurückzukehren, von dem wir losgerannt sind, und dass wir schwere Gegenstände hochheben, nur um sie gleich darauf wieder abzustellen; freiwillig Energie auf unproduktive Tätigkeiten wie Joggen oder Gewichtheben zu verschwenden, wäre in ihren Augen ebenso hirnverbrannt, wie Essen in den See zu werfen.

Einen Hinweis darauf, dass das Konzept »Bewegung« für fast alle früheren Generationen für unsinnig befunden worden wäre, geben die noch heute bestehenden Jäger-und-Sammler-Gesellschaften: Bei ihnen erfüllt jeder einzelne der täglichen 15 000 bis 18 000 Schritte seinen Zweck. Doch wider Erwarten werfen diese Menschen sich nicht in eine Aktivität nach der anderen, ganz im Gegenteil, abgesehen von den vier bis fünf Stunden, in denen sie jagen und sammeln, sitzen sie den Großteil des Tages herum und pflegen sozialen Umgang. Es ist also völlig natürlich, dass Sie und ich genau wie die heutigen Jäger und Sammler lieber auf dem Sofa sitzen bleiben, als uns die Laufschuhe anzuziehen.

Die Evolution überlisten

Die Tatsache, dass unser Körper Energie sparen will und eher darauf ausgelegt ist, Hungerphasen zu vermeiden, als eine Runde laufen zu gehen, führt uns zu einem wichtigen Punkt: Das Gehirn – das energiehungrigste Organ unseres Körpers – funktioniert immer nur so gut, wie es zu funktionieren braucht. In weiten Teilen unserer Geschichte haben wir unsere geistigen Fähigkeiten immer dann am ehesten

Unsere Vorfahren würden glauben, wir hätten eine Schraube locker, wenn sie wüssten, dass wir uns schwitzig laufen, nur um an denselben Ort zurückzukehren, von dem wir losgerannt sind, und dass wir schwere Gegenstände hochheben, nur um sie gleich darauf wieder abzustellen.

benötigt, wenn wir umhergezogen sind. Im Zuge körperlicher Aktivität entdeckten wir neue Lebensräume und sammelten Sinneseindrücke, die wir uns merken mussten. Während der Jagd waren wir in höchstem Maße auf unsere Konzentration und Problemlösungsfähigkeiten – also die Kreativität – angewiesen. Und selbst das Sammeln war kein Spaziergang: Denn sobald man sich durchs Gelände bewegte, musste man hoch konzentriert sein, die Umgebung nach allem Essbaren absuchen und gleichzeitig nach möglichen Bedrohungen und potenziellen Fluchtwegen Ausschau halten. Wenn man Pech hatte und nichts Nennenswertes fand, war in der folgenden Woche mit Hunger zu rechnen. Da war es entsprechend notwendig, dass man mit seinen geistigen Fähigkeiten auf der Höhe war.

Im vergangenen Jahrzehnt haben diverse Studien aufgedeckt, dass körperliche Aktivität nicht nur unser Wohlbefinden fördert, sondern darüber hinaus sogar unsere kognitiven Fähigkeiten. In einem Versuch sollten Studenten sich Vokabeln über Kopfhörer anhören. Eine Gruppe hörte sie im Gehen, eine andere im Sitzen. Als die Studenten 48 Stunden später abgefragt wurden, konnten sich diejenigen, die sich beim Lernen bewegt hatten, an 20 Prozent mehr Vokabeln erinnern. Andere Studien wiesen nach, dass man konzentrierter und kreativer wird, wenn man sich bewegt. Ein Versuch zeigte beispielsweise, dass die Fähigkeiten zum Brainstormen innerhalb der auf eine Sporteinheit folgenden Stunde um mehr als 60 Prozent verbessert sind.

Als ich dies erstmals las, war ich verblüfft. Beim Stichwort »Denksport« denkt man schließlich zunächst an Sudoku, Kreuzworträtsel und Wissens-Apps. Wie konnte Sport einen derart großen Effekt auf unsere kognitiven Fähigkeiten wie Gedächtnis-, Konzentrationsleistung und Kreativität haben? Die wahrscheinliche Erklärung ist, dass wir in weiten Teilen der Menschheitsgeschichte das geschärfteste Denkvermögen in der Bewegung brauchten: Wer jagen und sammeln ging, musste in höchstem Maß aufmerksam sein, weil er sich da neue Eindrücke einprägen musste, an die er sich bestenfalls später erinnerte. Wäre unser Gehirn an die heutige Welt angepasst, wäre es womöglich am leistungsfähigsten, während wir vor dem Computer sitzen. Allerdings gibt es Computer erst seit zwei Generationen, und diese Zeitspanne ist viel zu kurz, als dass wir uns schon daran angepasst hätten. Doch weil körperliche Aktivität unser Denkvermögen schärft, können wir sie als eine Art »Evolutions-Hack« einsetzen: Wenn wir beispielsweise auf ein Laufband steigen oder einen flotten Spaziergang machen, bringen wir unser Gehirn dazu, unsere kognitiven Kräfte hochzufahren. So können wir sie einsetzen, wann immer es uns passt – solange wir es nur aushalten, dabei außer Atem zu sein!

Hinter unserer widersprüchlichen Einstellung zur Bewegung steckt also eine gewisse Logik – das war für mich eine wesentliche Erkenntnis. Ich weiß nun, dass biologische Kräfte, die sich über Zehntausende Generationen eingespielt haben, mich aufs Sofa locken – aber ich weiß eben auch, dass dieselben Kräfte mein Gehirn dazu erzogen haben, dass es mir besser geht und ich besser funktioniere, wenn ich mich dem Sofa widersetze. Wann immer sich dieses Dilemma am schwierigsten anfühlt, denke ich manchmal, dass ich meinen Genen – und erst recht der Evolution – nicht gestatten sollte, die Kontrolle über mich zu übernehmen. Ich allein entscheide! Ich würde lügen, wenn ich behaupten würde, dass mir derlei Gedanken jedes Mal in die Joggingschuhe verhelfen … Aber manchmal funktioniert es tatsächlich.

Intelligent, aber nicht weise

Wir haben unser intelligentes – aber nicht immer sehr weises – Gehirn dazu gebracht, die Bewegung aus unserem Leben zu streichen. Der Grund ist, dass wir von Natur aus faul sind. Dass wir nicht unnötig Energie verschwenden, war eine Strategie, die über Hunderttausende Jahre durchaus hervorragend funktioniert hat, die in unserer modernen Gesellschaft jedoch zur Todesfalle werden kann. Die WHO schätzt nämlich, dass fünf Millionen Menschen jährlich zu früh sterben, weil sie sich nicht hinreichend bewegen.

Wir haben unsere Bequemlichkeit auf die Spitze getrieben. Mithilfe von Elektroscootern und Fast-Food-Lieferungen bis an die Wohnungstür haben wir es geschafft, selbst die allerletzten Schritte einzusparen. Gleichzeitig dämmert uns, dass uns auf diesem Weg etwas Wichtiges verloren gegangen sein dürfte – nicht nur, was das Risiko von Erkrankungen und einem frühzeitigen Tod angeht, sondern auch hinsichtlich unserer mentalen Gesundheit. Ich glaube, dass wir eine kluge Methode entwickeln müssen, Bewegung wieder in unser Leben einzubauen – was nicht zwangsläufig mit Sport oder Hochleistung zu tun haben muss. Gehen Sie spazieren oder fahren Sie mit dem Fahrrad zur Arbeit, nehmen Sie die Treppe statt den Aufzug. Tun Sie, was immer zur Gewohnheit werden könnte, am besten etwas, worüber Sie gar nicht nachzudenken brauchen – so in etwa, wie Sie sich die Zähne putzen, ohne dass Sie darauf einen Gedanken verschwenden.

Vielleicht finden Sie die heutige Inaktivität ja auch erschreckend. Eine andere Sichtweise darauf wäre, dass sie enormes Potenzial innehat: Wenn wir einen ernsthaften Versuch unternehmen, eine lange Reihe von Krankheiten und psychischen Beschwerden, an denen so viele leiden, nicht nur zu behandeln, sondern ihnen darüber hinaus vorzubeugen, ist körperliche Aktivität ein Schatzkästchen ungenutzten Potenzials, aus dem wir schöpfen können. Wenn Sie sich nur ein klein wenig bewegen, darf man Ihnen gratulieren, denn da können Sie, was Ihren Schatz angeht, aus dem Vollen schöpfen und gehören zu denen, die den größten Effekt erzielen. Das beste Resultat hinsichtlich Wohlbefinden, Stresstoleranz und kognitiven Fähigkeiten erzielen nämlich diejenigen, die von »nichts tun« zu »ein bisschen tun« übergehen.

Warum wir unseren Körper verdrängt haben

Wenn es Sie überrascht haben sollte, wie sehr Bewegung zum Schutz vor Angststörungen und Depressionen beiträgt, sind Sie bei Weitem nicht allein. Die Reaktionen auf mein Buch *Brainfit – Bauch, Beine, Hirn: wie du durch Bewegung kreativer, konzentrierter und glücklicher wirst*, in dem ich erkläre, wie wir durch Bewegung unser Gehirn trainieren können, illustrieren, wie viele von uns die Rolle ihrer Physis auf ihr Wohlbefinden unterschätzt haben. Täglich kommen Leser auf mich zu, um mir zu erzählen, wie sehr das Buch ihr Leben verändert hat. Fast alle berichten, dass sie angefangen haben, Sport zu treiben, und dass es ihnen seither besser geht. Manche Begegnungen werde ich nie vergessen – etwa die mit einem Mann Mitte 30, der mir am Flughafen Arlanda hinterherlief. Er erzählte mir, dass er in einem Kriegsgebiet aufgewachsen sei und der posttraumatische Stress, der in seiner Jugend begründet lag, zeitweilig so unerträglich gewesen sei, dass er über Selbstmord nachgedacht habe.

Nachdem er mein Buch gelesen hatte, war er erstmals laufen gegangen, anfangs nur langsam, doch nach und nach steigerte er die Intensität. Im selben Maß, in dem seine Angst weniger wurde, schaffte er es überdies, seinen enormen Alkoholkonsum zurückzufahren. Er hätte nicht sagen können, ob es das reduzierte Trinken oder die Bewegung war, die am Ende den Unterschied ausmachte, aber ohne den lindernden Effekt des Laufens auf seine Angststörung hätte er sein Alkoholproblem nie in den Griff bekommen. Inzwischen geht es ihm besser denn jemals zuvor in seinem Erwachsenenleben, und seine einzige Kritik an *Brainfit* war, dass ich das Buch zehn Jahre früher hätte schreiben müssen.

Man muss natürlich vorsichtig sein, Schlussfolgerungen aus Feedbacks auf ein populärwissenschaftliches Buch zu ziehen, aber es ist augenfällig, dass Hunderte Leserinnen und Leser das Gleiche sagen: nämlich, dass sie vor der Lektüre des Buches den Effekt von Sport auf das Gefühlsleben als Gerede abgetan hätten. Ich habe lange darüber nachgedacht, warum sie so gedacht haben könnten, ehe sie *Brainfit* gelesen haben, und glaube, möglicherweise liegt es an unserer westlichen Denktradition, die Körper und Geist als voneinander separiert betrachtet hat. Einige der größten Philosophen der Geschichte, angefangen bei Platon, haben eine Seele beschrieben, die abseits des Körpers und des Gehirns existiert. Eine solche Trennung von Körper und Seele basiert auf der Überzeugung des oft zitierten »Gespensts in der Maschine«, sprich: dass es noch mehr als das Gehirn gebe, eben etwas wie eine Seele oder den Geist. Die Vorstellung ist natürlich verlockend. Es ist schließlich annähernd unmöglich zu begreifen, dass unserer Seelenleben sich in einem Organ abspielen sollte, das aussieht wie ein paar dicht zusammengepackte Würste. Doch allmählich beginnt der Mensch – wenn auch mitunter widerwillig – zu akzeptieren, dass Gefühle, Gedanken und das Erleben der eigenen Existenz trotz allem im

Gehirn entstehen und dass es in dessen Windungen keine Seelen, Geister oder Gespenster gibt. Wir haben die Trennung von Körper und Geist zu guter Letzt aufgegeben und stattdessen angefangen, zwischen Körper und Gehirn zu unterscheiden.

Doch auch diese Unterscheidung ist eine willkürliche. Gehirne existieren schließlich nicht getrennt vom Körper unter einer Glaskuppel. Es hat nie ein Hirn ohne Körper gegeben, und Fakt ist zudem, dass es nicht dazu entwickelt wurde zu denken, fühlen oder uns ein Bewusstsein zu bescheren, sondern dafür, den Körper zu steuern und zu überwachen. Oder um die herausragende Neurowissenschaftlerin Lisa Feldman Barrett zu zitieren: »Als der Körper in der Entwicklung des Lebens immer größer wurde, wurde auch das Gehirn größer.«

Die beiden hängen auf vielfache Weise zusammen, und einige jüngst erst entdeckte Beispiele für derlei Verbindungen habe ich bereits beschrieben: etwa dass das Gehirn Informationen aus dem Immunsystem bezieht und dass es sowohl innere als auch äußere Signale hernimmt, um Gefühle zu produzieren. Die äußeren Signale – Sinneseindrücke, was auch immer bei der Arbeit vonstattengeht, was in der Schule passiert oder in unserem Sozialleben – konnten wir vergleichsweise leicht ermitteln, vermessen und als Ausgangspunkt verwenden, als wir versucht haben, unsere Gefühle zu erklären oder warum wir depressiv oder ängstlich werden. Die inneren Signale des Körpers sind schwieriger zu erfassen, weil sie per definitionem subjektiv sind.

Die Forschung jedoch zeigt, dass sie mindestens genauso wichtig sind.

Gefühle, Depressionen und Ängste können mit anderen Worten nicht nur beeinflusst werden, indem wir das Gehirn »richtig ansprechen« oder »mithilfe von Medikamenten ausbalancieren«. Auch die körperliche Verfassung an sich ist wichtiger als gedacht. Wenn ich spekulieren dürfte, würde ich meinen, dass die Forschung erst am Anfang steht, die willkürlich vollzogene Unterscheidung zwischen Körper und Gehirn niederzureißen. Im selben Maße, wie diese Aufteilung verschwindet, werden Depressionen, Ängste und menschliches Wohlbefinden nicht nur aus *psychologischer* Sicht betrachtet, sondern auch aus einer *physiologischen.* Und aus genau dieser Sicht sollten wir auch die körperliche Aktivität betrachten.

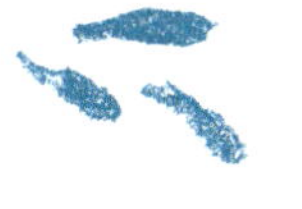

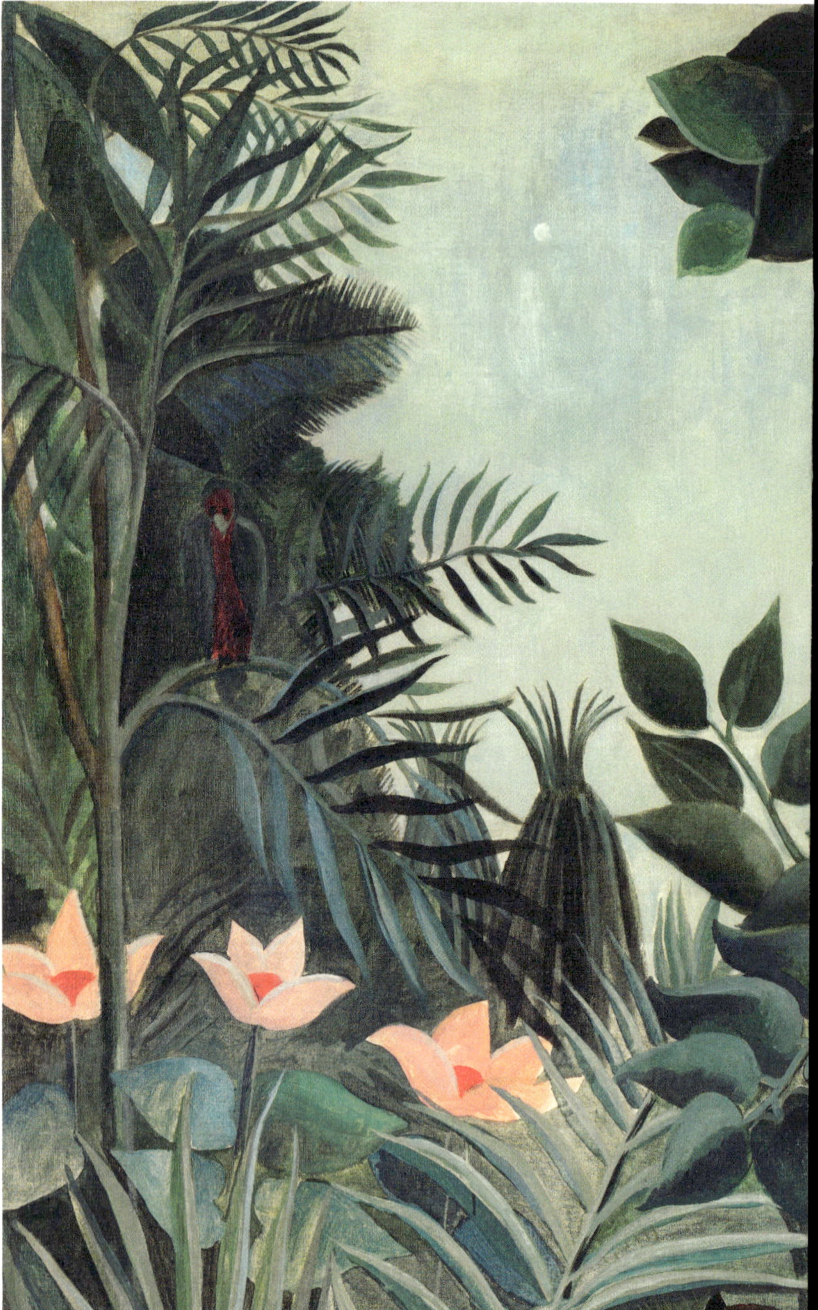

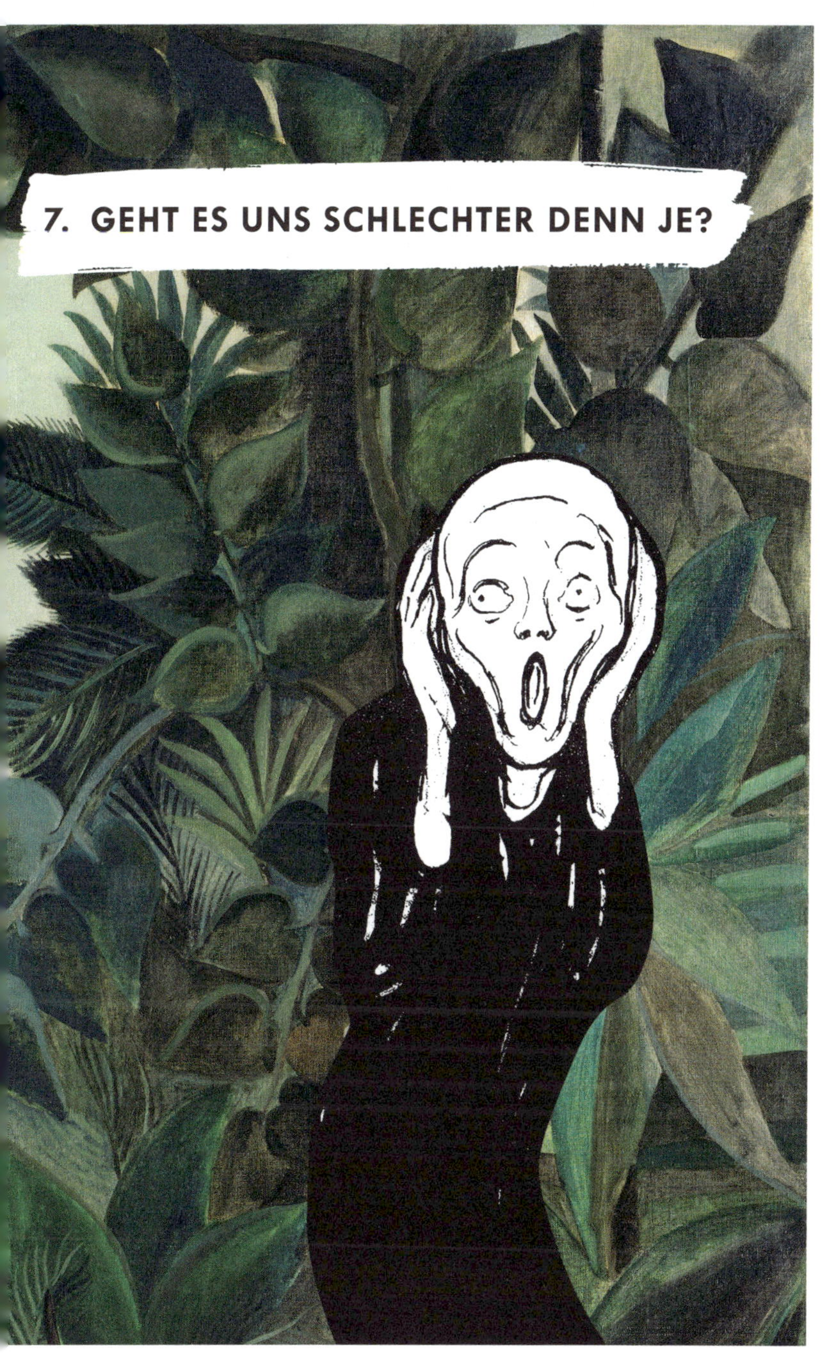

7. GEHT ES UNS SCHLECHTER DENN JE?

Es war die beste und die schlimmste Zeit.

CHARLES DICKENS,
EINE GESCHICHTE AUS ZWEI STÄDTEN

IN MEINEN SPÄTEN Teenagerjahren fing ich an, mich für Geschichte zu interessieren – nicht bloß für die Renaissance, das Mittelalter oder die Wiege der Zivilisation in Ägypten und Mesopotamien, sondern auch für die Geschichte unserer Spezies. Ja, dafür, wie ein unansehnlich pelzloser ostafrikanischer Affe, ein Säugetier unter vielen, es schaffen konnte, zur weltweit dominierenden Art zu werden. Ich las alles, was ich finden konnte, und weiß noch gut, dass mich überrascht hat, wie andersgeartet die Bedrohungen für unsere Vorfahren verglichen mit unseren heutigen Risiken waren.

Als ich einige Jahre später Medizin studierte und im Karolinska-Krankenhaus ein Praktikum machte, hatte ich die Unterschiede direkt vor Augen. Es gab kaum eine Patientin, kaum einen Patienten, der wegen einer Erkrankung behandelt wurde, an der unsere Vorfahren gestorben wären. Niemand dort schwebte wegen der Pocken oder Malaria in Lebensgefahr, niemand war an Polio erkrankt. Die moderne Medizin hat es tatsächlich geschafft, dass wir einige der schlimmsten und tödlichsten Krankheiten der Menschheitsgeschichte eingedämmt und in manchen Fällen sogar ausgerottet haben. Doch dann kam mir ein Gedanke: Wie viele der Patienten wären im Krankenhaus gelandet, wenn sie wie unsere Vorfahren gelebt hätten? Der Mann mit Typ-2-Diabetes, dessen himmelhoher Blutzucker ihn ins Koma befördert hatte, wäre wohl kaum dort gewesen. Typ-2-Diabetes wird unter anderem durch Bluthochdruck und Übergewicht ausgelöst, was bei unseren Vorfahren so gut wie nicht vorkam. Das Gleiche galt für diejenigen, die aufgrund von Herzinfarkten eingeliefert worden waren, als deren Hauptursachen Übergewicht, Rauchen und ausgerechnet Typ-2-Diabetes gelten. Auf meiner Station lagen auch einige Patienten, die einen Schlaganfall erlitten hatten. Auch hier nahm ich an, dass sie in der Vergangenheit niemals erkrankt wären, weil einer der größten Risikofaktoren für einen Schlaganfall nun mal Bluthochdruck ist.

Als ich ein wenig später in der psychiatrischen Abteilung des Krankenhauses arbeitete, führte ich jenes Gedankenexperiment abermals durch. Hier war es schwieriger einzuschätzen, wie viele eingewiesen worden wären, wenn sie gelebt hätten wie unsere Vorfahren. Bei einigen in der Abteilung war die psychische Erkrankung Schizophrenie diagnostiziert worden, und ich vermutete, dass sie auch früher schon daran erkrankt wären. Schizophrenie ist in hohem Maße erblich, und mit unseren Genen ist seit den Savannentagen verblüffend wenig passiert. Das Gleiche galt für Patienten mit der schwersten Form der bipolaren Störung, die man früher als manisch-depressiv bezeichnet hat – auch dies eine in hohem Maße erbliche psychische Erkrankung.

Doch wäre die *Mehrheit* der Patientinnen und Patienten, die wegen Depressionen oder Angststörungen dort waren, tatsächlich dort gewesen, wenn sie gelebt hätten wie unsere Vorfahren? Mir dämmerte, dass die Frage, die dahintersteckte, in Wahrheit eine ganz andere war: Geht es uns heute psychisch so viel schlechter als früher in der Geschichte?

*

An sich gebührt es sich nicht, über das Gefühlsleben früherer Generationen zu spekulieren; Gehirne versteinern nicht, und unsere Vorfahren haben keine psychologischen Testergebnisse hinterlassen. Klar ist aber, dass sie ein hartes Leben hatten. Dass die Hälfte von ihnen noch vor Erreichen der Pubertät starb, heißt schließlich, dass die meisten Erwachsenen mindestens ein Kind verloren. Waren sie deshalb ähnlich depressiv wie wir? Um eine qualifizierte Einschätzung zu liefern, können wir diejenigen studieren, die noch heute als Jäger und Sammler leben. Es reichen dafür allerdings nicht ein paar vereinzelte Besuche an einem exotischen Ort, wo wir ein paar Menschen bitten, einen Fragebogen auszufüllen. Wir müssten schon in der Gemeinschaft aufgenommen werden und über Jahre mit ihr zusammenleben. Und genau dies tat der Anthropologe Edward Schieffelin, der über ein geschlagenes Jahrzehnt mit den Kaluli in Papua-Neuguinea verbrachte. Er erlebte deren Leid und Trauer mit. Doch trotz unfassbar harter Lebensbedingungen konnte er in Interviews mit den rund 2000 Kaluli nur wenige Depressive ausmachen – und diese wiesen zumeist nur leichte Symptome auf.

Zum gleichen Ergebnis kam James Suzman, nachdem er zwei Jahrzehnte lang mit den Buschmännern der namibischen Kalahari zusammengelebt hatte. Depressionen, wie wir sie kennen, kamen auch dort vor, allerdings waren sie selten. Eine ganze Reihe weiterer Anthropologen, die Gesellschaften mit vorindustriellen Strukturen untersucht haben, etwa die Hadza in Tansania oder die indonesischen Toraja, kamen zu vergleichbaren Ergebnissen. Dabei ist besonders bemerkenswert, dass die Lebenswelt heutiger Jäger und Sammler wie die unserer Vorfahren extrem erschwert ist: Fast die Hälfte der Kinder stirbt vor Eintritt in die Pubertät, was für die Eltern natürlich einer Katastrophe gleichkommt. Doch selbst diejenigen, die ihre Kinder betrauern, sind selten depressiv.

Es ist indes ratsam, mit den Erfahrungen von Suzman, Schieffelin und anderen Anthropologen vorsichtig umzugehen, weil sie nicht in der Diagnose von Depressionen geschult waren; depressive Stammesmitglieder könnten ihre Probleme verheimlicht haben – und obendrein entwickeln sich mit der Zeit auch Gesellschaften mit vorindustriellen Strukturen weiter. Wir können nicht verlässlich davon ausgehen, dass ihre Lebensbedingungen mit denen historischer Gesellschaften vergleichbar wären. Trotzdem werfen die erwähnten Entdeckungen eine interessante Frage auf: Könnte es einen Aspekt an ihrer Lebensweise geben, der sie vor Depressionen schützt? Oder anders: Gibt es etwas an *unserem* Lebensstil, was uns anfällig für Depressionen macht?

Landleben

Genau dieser Frage gingen US-amerikanische Wissenschaftler auf den Grund, als sie 657 Frauen aus Gemeinschaften mit unterschiedlichem Modernisierungsgrad untersuchten. Eine Gruppe lebte auf dem Land, eine andere im städtischen Raum in Nigeria; eine weitere lebte in Kanada auf dem Land, wieder eine andere bestand aus Städterinnen. Die Frauen beantworteten eine Menge Fragen über ihr Wohlbefinden, die Schlafqualität, ob sie Konzentrationsschwierigkeiten hätten, ob sie sich abgeschlagen fühlten, energielos, rastlos, entscheidungsschwach oder ob sie ein schlechtes Selbstbewusstsein hätten. Die Fragen bauten auf den Kriterien für eine Depression aus der »Diagnosebibel« für psychische Störungen, dem *Diagnostic and Statistical Manual of Mental Disorders* (DSM) auf.

Je modernisierter die Umgebung, belegten die Antworten, umso mehr Befragte wiesen Depressionssymptome auf. Den nigerianischen Dorfbewohnerinnen ging es besser als den Frauen aus der nigerianischen Stadt, und diesen wiederum ging es besser als den Frauen vom kanadischen Dorf. Am schlechtesten ging es den Bewohnerinnen nordamerikanischer Großstädte. Besonders deutlich trat dieses Muster bei Frauen unter 45 Jahren zutage. Doch selbst hier müssen wir vorsichtig mit unseren Schlussfolgerungen sein: Es ist nicht gesichert, dass das Leben dieser Frauen wirklich miteinander vergleichbar war. Wir bewegen uns schließlich in verschiedenen Milieus, je nachdem, wie wir unser Leben führen möchten. Wenn ehrgeizige, angstgetriebene Personen sich zunehmend vom Land nach, sagen wir, Manhattan bewegen, um zu versuchen, ihr angeknackstes Selbstwertgefühl mittels einer Karriere in New York aufzupolieren, wird die Stadt schnell voller ängstlicher Menschen sein; auf dem Land wiederum bleiben die weniger angstgetriebenen Bewohner zurück. Der Vergleich zufällig ausgewählter New Yorkerinnen mit zufällig ausgewählten ländlichen Nordamerikanerinnen birgt daher die Gefahr, dass man Äpfel mit Birnen vergleicht. Dasselbe Phänomen kann zutreffen, wenn man Frauen aus dem ländlichen Nigeria mit Bewohnerinnen der Metropole Lagos vergleicht: Womöglich ziehen Frauen mit bestimmten Persönlichkeitsmerkmalen eher in die Stadt, während andere von dort wegziehen.

Auch wenn die Forscher einen Psychiater baten, die Fragen durchzugehen, damit die Formulierungen in den Fragebögen – unabhängig davon, ob man in den USA, Kanada oder Nigeria lebte – auf ein und dieselbe Weise interpretiert würden, konnten nichtsdestoweniger auch sprachliche Unterschiede eine Rolle gespielt haben. Darüber hinaus mag es kulturelle Unterschiede hinsichtlich der Ausdrucksweise zur Stimmungslage geben. In manchen Gesellschaften schildern Menschen ihre depressiven Symptome als körperliche Beschwerden. Rückenschmerzen anzugeben kann also eine Art sein zu sagen, dass es in der Seele schmerzt. Doch trotz aller möglichen Fehlerquellen zeigte die Studie, dass es Frauen in weniger entwickelten Ländern zumindest nicht schlechter geht als uns. Und es gibt noch einen weiteren Grund zu der Annahme, dass etwas in ihrer Lebensweise vor Depressionen schützt. Wir kommen gleich darauf zurück, was das sein könnte.

Geht es uns seit ein paar Jahrzehnten schlechter?

So spannend derlei Erkenntnisse auch sind, fällt es mir schwer, das Gefühl abzuschütteln, dass diese Frauen sich ein wenig zu weit von uns weg befinden. Sehen wir uns daher die Verbreitung depressiver Erkrankungen in einer näher verwandten Umgebung und mit aktuellerem Bezug an. In Schweden ist die Zahl der Verschreibungen antidepressiver Medikamente in den vergangenen Jahrzehnten förmlich explodiert. Heutzutage bekommt jeder achte Erwachsene ein solches Medikament (lt. Medizinischer Datenbank des schwedischen Zentralamts für Gesundheits- und Sozialwesen vom 30. März 2021). Dabei liegen die Schweden nicht mal an der Spitze: In Großbritannien, Island und Portugal ist die Zahl umso höher. Die Kurve zeigt in den meisten Altersgruppen und wirtschaftlich wohlhabenden Ländern so steil nach oben, dass man allein bei ihrem Anblick depressiv werden könnte.

Geht es uns also in jüngster Zeit schlechter? Na ja, sicher kann man auch das nicht sagen, weil es nicht ausreicht, sich anzusehen, wie viele Medikamente verschrieben werden. Immerhin könnte dies daran liegen, dass man heutzutage öfter Hilfe in Anspruch nimmt oder dass Ärzte schneller zum Rezeptblock greifen. Einen Hinweis darauf, inwiefern sich unser Zustand in den vergangenen Jahrzehnten verändert hat, erhalten wir jedoch, indem wir uns Studien ansehen, in denen über längere Zeiträume einer großen Anzahl willkürlich ausgewählter Befragter immer wieder ein und dieselben Fragen nach Niedergeschlagenheit und Depressionssymptomen gestellt werden. Eine solche Studie mit Antworten von 600 000 US-Amerikanern und -Amerikanerinnen hat dargelegt, dass Depressionen in den USA im Zeitraum zwischen 2005 und 2015 tatsächlich zugenommen haben – besonders bei Teenagern, bei denen der Anstieg satte 40 Prozent betrug.

Eine französische Studie wies nach, dass es 2005 mehr Depressive gab als zu Beginn der 1990er-Jahre, dass der Anstieg jedoch moderat war. In einer umfassenden australischen Untersuchung schätzte man, dass im Jahr 1998 6,8 Prozent der Bevölkerung und 2008 bereits 10,3 Prozent depressiv waren, was einer Zunahme um knapp 50 Prozent binnen eines Jahrzehnts entspricht. Als deutsche Wissenschaftler Daten aus den Jahren 1997 bis 2012 analysierten, ergab sich hingegen, dass 2012 ebenso viele Menschen an Depressionen erkrankt waren wie 1997. In Japan schätzt man, dass die Zahl der diagnostizierten Depressionen von 2003 bis 2014 um 64 Prozent gestiegen ist, was aber vermutlich überwiegend daran liegt, dass mehr Menschen als zuvor Hilfe suchen, daher beruht der Anstieg nicht notwendigerweise auf einer gestiegenen Zahl depressiver Menschen. Die WHO konstatiert, dass die Anzahl depressiver Menschen zwischen 2005 und 2015 um 18 Prozent gestiegen ist – allerdings muss man diesbezüglich miteinbeziehen, dass die Weltbevölkerung im selben Zeitraum um 13 Prozent gewachsen ist.

Ich kann verstehen, wenn diese Zahlen und Statistiken verwirrend sind – das waren sie für mich anfangs auch. Die Studien weisen nämlich nicht unisono in ein und dieselbe Richtung. Einige zeigen, dass es heute mehr depressive Menschen gibt, andere, dass der Anteil in etwa gleich geblieben ist oder der Anstieg nur moderat war. Das Bild erhält durch den Umstand, dass Studien über unterschiedliche Zeitabschnitte nur schwer zu vergleichen sind, eine zusätzliche Unschärfe. Es gibt schließlich keine Blutproben, keine Gen- oder Röntgenuntersuchungen, die nachweisen könnten, ob man an einer Depression erkrankt ist oder nicht. Die Studien beruhen einzig auf Fragen nach dem persönlichen Befinden, und im Gegensatz zu Röntgenbildern, Blutwerten und Gentests kann hier ein einzelnes Wort den Unterschied ausmachen: Wenn wir alle zehn Jahre tausend Schwedinnen und Schweden befragten, wie häufig es ihnen schlecht gehe, dürften die Antworten nur das widerspiegeln, was im Moment der Abfrage als »schlecht« empfunden wird – und das kann in den 1970er-Jahren etwas anderes gewesen sein als heutzutage. Ich muss tatsächlich nur an mich selbst am Gymnasium in den 1990ern denken. Das Wort »Psychiatrie« beschwor bei mir und gewiss auch bei anderen Bilder von Zwangsjacken und Gummizellen hervor, daher dürften sich viele gar nicht erst getraut haben, Hilfe zu suchen. Dass psychische Erkrankungen heutzutage eher thematisiert werden, ist eine positive Entwicklung, führt jedoch dazu, dass wir Studien von unterschiedlichen Zeitpunkten nur schwer miteinander vergleichen können.

Es scheint fast aussichtslos zu sein herauszufinden, wie viele Menschen tatsächlich depressiv sind. Doch so schnell wollte ich nicht klein beigeben. Nachdem ich eine Menge Studien, Untersuchungen und Reports gelesen hatte, kam ich zu dem Schluss, dass die Mehrheit der am besten angelegten, genauesten Studien – in denen man sowohl Fragen stellte, die über die Zeit keine inhaltliche Verzerrung nach sich ziehen konnten, als auch objektive Symptome bei einer großen Anzahl von Individuen maß – darauf hindeutet, dass es keinen wesentlichen Unterschied über die Jahre gibt. Die Ausnahme bilden Teenagerinnen, bei denen vieles dafür spricht, dass Niedergeschlagenheit und

Ängste in den letzten zehn Jahren tatsächlich zugenommen haben, wie ich bereits im Kapitel »Einsamkeit« erwähnt habe.

Darüber hinaus jedoch kann man nicht behaupten, dass es heutzutage mehr Depressive gäbe als vor 20 oder 30 Jahren. Das Gleiche gilt für die Aufmerksamkeits-Defizit-Hyperaktivitäts-Störung (ADHS) und für den Autismus, bei denen einige exzellente Studien darauf schließen lassen, dass heutzutage nicht mehr Menschen Symptome dieser Krankheiten aufweisen, auch wenn die Zahl derer, bei denen sie diagnostiziert werden, angestiegen ist. Dies bedeutet auch nicht notwendigerweise, dass heutzutage *zu viele* eine solche Diagnose erhielten, sondern vermutlich hätten bereits vor 20 Jahren mehr Leute eine ADHS- oder Autismusdiagnose bekommen müssen.

Das wirklich Bemerkenswerte ist indes, dass die Anzahl der Depressionserkrankungen *nicht gesunken* ist. Nicht nur nehmen mehr Menschen antidepressive Medikamente ein als noch vor einigen Jahrzehnten und gehen in Therapie: In der medizinischen Forschung der letzten Jahrzehnte gab es darüber hinaus einige sehr große Errungenschaften. Wie bereits erwähnt, wurden im 20. Jahrhundert enorme Fortschritte bei der Bekämpfung von Infektionskrankheiten erzielt, aber die medizinische Entwicklung ist dort nicht stehen geblieben. Sobald wir die Infektionskrankheiten hinter uns gelassen hatten, kosteten Herzinfarkte und Krebs die meisten Leben. Doch selbst für diese Leiden sind Verbesserungen zu verzeichnen: In Schweden ist die

Trotz der fantastischen medizinischen und wirtschaftlichen Entwicklung der vergangenen Jahrzehnte scheint es uns nicht besser zu gehen.

Sterblichkeitsrate bei einem Herzinfarkt seit dem Jahrtausendwechsel um mehr als 50 Prozent gesunken. In den 1980er-Jahren haben vier von zehn Herzinfarktpatienten nach der entsprechenden Diagnose noch zehn Jahre gelebt – heute sind es sieben von zehn. Dies trägt dazu bei, dass wir länger leben. Global ist die durchschnittliche Lebenserwartung seit 1990 um sieben Jahre angestiegen. In Schweden, in ganz Europa sowie in Japan ist sie seit 1990 um fünf Jahre gestiegen, also mit jedem Jahr um zwei Monate. Und wir haben nicht nur mehr Lebensjahre, wir haben mehr *gesunde* Lebensjahre bekommen.

Die wirtschaftliche Entwicklung ging mit der medizinischen Hand in Hand. Schwedens Bruttoinlandsprodukt stieg seit den 1990er-Jahren um fast 100 Prozent – wir sind also inzwischen doppelt so reich. Und da sind wir nicht die Einzigen. Um nur einige wenige Beispiele zu nennen, wuchs die deutsche Wirtschaft von 1997 bis 2012 um 80 Prozent, die der USA hat sich zwischen 1990 und 2018 annähernd verdreifacht.

Doch trotz der fantastischen medizinischen und wirtschaftlichen Entwicklung der vergangenen Jahrzehnte scheint es uns nicht besser zu gehen. Es ist bemerkenswert, dass nicht mehr Leute darüber nachdenken, denn alles in allem ist es doch Ziel jeder Ideologie, Religion und politischen Partei, dass sich (mit ihr und durch sie) unsere Lebensbedingungen verbessern. Wenn Sie sich jetzt fragen, was die Wirtschaft mit unserem Befinden zu tun haben soll, fragen Sie mal einen nüchternen Kapitalisten, warum wir nach Wirtschaftswachstum streben. Sie werden zu hören bekommen, dass der Sinn und Zweck von Wirtschaftswachstum sei, dass es uns finanziell besser gehe. Wenn Sie nun naiv kontern und fragen, warum es uns finanziell immer besser gehen sollte, dürften Sie zu hören bekommen, dass ein verbessertes Einkommen natürlich dazu führe, dass es uns persönlich besser gehe. Dabei ist das gar nicht der Fall. Vor dem Hintergrund, wie gut es uns geht, geht es uns tatsächlich ganz schön bescheiden.

Warum treten wir auf der Stelle?

Die Tatsache, dass wir heute nicht in stabilerer psychischer Verfassung zu sein scheinen als vor 20 Jahren, obwohl es uns – wirtschaftlich – so viel besser geht, kann dazu führen, dass man resigniert. Wir fühlen, wie wir es nun mal tun, ganz gleich, welche medizinischen Fortschritte erzielt werden und wie sehr die Wirtschaft wächst – und somit dürfte jeder Versuch der Einflussnahme auf unser Befinden vergeblich sein. Als Psychiater weigere ich mich zu glauben, dass es tatsächlich so ist. Ich habe genug Menschen erlebt, die sich durch eine Therapie, durch Bewegung und Medikamente nicht nur von Depressionen und Angststörungen erholt, sondern auch gelernt haben, ihren Erkrankungen vorzubeugen. Daher halte ich den Versuch für alles andere als unrentabel. Ob wir uns besser oder schlechter fühlen als vor 20, 200 oder 2000 Jahren, ist zwar durchaus interessant, aber das Wichtigste ist doch, was wir hier und jetzt für unser Wohlbefinden tun können.

Natürlich können wir psychische Erkrankungen nicht einfach »wegimpfen« – dass das unrealistisch ist, unterschreiben Sie sicher, jetzt, da Sie dieses Buch bis zu dieser Stelle gelesen haben. Trotzdem können wir dafür sorgen, dass es uns spürbar besser geht. Was wir dafür tun müssen, ist eine komplizierte Frage, die wir aus allen möglichen Blickwinkeln betrachten müssen. Einer davon, den wir allzu häufig außer Acht lassen, ist die paradox anmutende Entdeckung von Suzman, Schieffelin und anderen Anthropologen: dass nämlich Depressionen in heutigen Jäger-und-Sammler-Gesellschaften selten sind, obwohl diese Gesellschaften unter materiell erschwerten Bedingungen leben.

Irgendetwas an ihrer Lebensweise bewahrt sie davor, depressiv zu werden, und umgekehrt gibt es etwas an unserem Lebensstil, was dazu führt, dass wir für Depressionen anfällig werden. Dieses Etwas ist, wie ich glaube, in allererster Linie die Bewegung und die Gemeinschaft mit anderen Menschen. Jene, die immer noch als Jäger und Sammler leben, gehen überwiegend 15 000 bis 18 000 Schritte am Tag und sind im Schnitt zwei bis drei Stunden täglich, davon eine Stunde lang intensiv, körperlich aktiv. Außerdem pflegen sie enge soziale Verbindungen und leben nah beieinander. Diese beiden Aspekte schützen sie vor Angststörungen und Depressionen. Dazu kommt, dass sie seltener rauchen, verhältnismäßig wenigen Umweltgiften ausgesetzt sind und nicht annähernd so viele hochverarbeitete Lebensmittel zu sich nehmen wie wir. Sie arbeiten weniger und leben in gleichberechtigteren Gruppen.

Was wäre, wenn …?

Wie groß die Rolle dieser einzelnen Aspekte jeweils ist, ist natürlich schwer zu beziffern. Allerdings dürfte offensichtlich sein, dass physische Aktivität und verminderte Einsamkeit schwer ins Gewicht fallen und allein schon kleine Veränderungen vielen helfen würden, gar nicht erst in eine Lage zu geraten, in der sie aufgrund ihres schlechten Befindens Hilfe benötigen. Was wäre also, wenn wir uns ein wenig mehr bewegten, die Anzahl der Schritte pro Tag auf, sagen wir, 10 000 steigerten, uns ein wenig häufiger von Angesicht zu Angesicht träfen und – damit auch andere sich weniger einsam fühlten – eine Stunde in der Woche in die Unterstützung einer Person investierten, die einsam sein könnte? Was würde passieren? Möglicherweise können wir eine grobe Einschätzung aus den Studien ziehen, die ich zuvor erwähnt habe und in denen Forscher davon ausgehen, dass rund 20 Prozent aller Depressionserkrankungen auf Einsamkeit beruhen und weitere 12 Prozent vermeidbar wären, wenn wir mehr Sport treiben würden. Global gesehen sprächen wir von fast 100 Millionen Menschen.

Vermutlich würden wir sogar noch viel mehr dazugewinnen als eine deutlich geringere Anzahl von Depressionserkrankungen. Heutige Jäger und Sammler, die das Rentenalter des Westens erreichen, sind außergewöhnlich gesund. Übergewicht und Adipositas sind bei ihnen äußerst selten, genau wie Bluthochdruck. Typ-2-Diabetes kommt so vereinzelt vor, dass man bei der Auswertung Schwierigkeiten hatte, ihn überhaupt zu beziffern – man findet schlichtweg keine Betroffenen. Die Blutgefäße von 80-jährigen Angehörigen der Tsimané in Bolivien sind in einem vergleichbaren Zustand wie die von 55-Jährigen im Westen. All dies wird vor dem Hintergrund, dass niemand dort Blutdruck- oder blutfettsenkende Medikamente ausgibt, nicht minder bemerkenswert. Kein Arzt kontrolliert ihren Blutzucker oder zitiert sie zum Gesundheits-Checkup. Sie haben mitunter nicht einmal Zugang zu fließendem Wasser und Strom.

Ohne jegliche Gesundheitspflege und grundlegendste Infrastruktur sind heutige Jäger und Sammler in außerordentlich guter physischer Verfassung, und das Gleiche gilt für ihre Psyche: Depressionen sind ungewöhnlich, obwohl sie weder Zugriff auf therapeutisch geschultes Personal noch auf Antidepressiva haben und obwohl die Mehrheit der Erwachsenen im Lauf eines Lebens mindestens ein Kind betrauern muss. Wir können nur spekulieren, wie die physische und psychische Gesundheit im Westen aussehen würde, wenn wir mit einem Mal unseren Zugang zur medizinischen Versorgung, zu Medikamenten und Therapieeinrichtungen einbüßten und die meisten Erwachsenen mindestens ein Kind verlieren würden.

*

Bald zwei Jahrzehnte als Arzt haben mich gelehrt, dass wir nicht notwendigerweise die größten Effekte auf die Gesundheit des Menschen und sein psychisches Wohlbefinden durch spektakuläre Forschungsergebnisse erzielen oder dadurch, dass wir einem immer größeren Anteil der Bevölkerung Psychopharmaka verschreiben. Die größte Wirkung erreichen wir vermutlich, indem wir – ganz altmodisch und *low tech* – entsprechendes Wissen verbreiten und die Menschen dazu bringen, einen zusätzlichen Spaziergang zu machen oder ihre Angehörigen öfter zu besuchen.

Dies gilt sogar in ökonomischer Hinsicht. Der Psychiater Thomas Insel leitete 13 Jahre lang das National Institute of Mental Health, die Organisation, die weltweit die meisten Gelder in die psychiatrische Forschung investiert. Unter seiner Leitung wurden unfassbare 16 Milliarden Euro in die Forschung gesteckt. »Wenn ich zurückblicke«, so Insel, »sehe ich, dass wir zahlreiche aufsehenerregende Forschungsergebnisse publiziert haben, aber ich glaube nicht, dass wir damit Selbstmorde oder Klinikeinweisungen verhindert oder bei Abermillionen Menschen, die von psychischen Krankheiten heimgesucht wurden, eine Genesung erwirkt hätten.«

Wir können noch so bahnbrechende Forschung betreiben und noch so fortschrittliche Erkenntnisse über das Gehirn erzielen. Wenn diese Informationen nicht nach außen dringen und unser Leben verändern, sind sie letztlich bedeutungslos. Wenn es um unsere physische und psychische Gesundheit geht, ist es daher eben nicht allein wichtig, uns auf innovative neue Techniken und spektakuläre Forschungsergebnisse zu kaprizieren. Genauso bedeutsam ist es, auf unser evolutionäres Erbe zurückzublicken und Erkenntnisse zu verbreiten, die uns ein tieferes Verständnis erlauben, wie Depressionen und Angststörungen vorgebeugt werden kann, und zu Verhaltensweisen anzuregen, die dazu führen, dass man gar nicht erst in eine Lage gerät, in der man psychiatrische Hilfe benötigt. Wir können in ein Leben in der Savanne nicht zurückkehren, aber wir haben die Möglichkeit, Lehren aus den historischen Vorzeichen zu ziehen, die uns geformt haben.

Wenn wir nun nicht darauf ausgelegt sind, dass es uns gut gehen soll, und wenn zig vermeintliche Erkrankungen tatsächlich Schutzmechanismen sind – wo sollten wir da ansetzen? Wo müssen wir die Grenze ziehen zwischen normalen emotionalen Schwankungen, die zum Leben dazugehören, und dem, was einer Diagnose und Behandlung bedarf? Wann wird eine Depression zur Depression? Wo verläuft die Grenze zwischen Schüchternheit und sozialer Phobie? Hier gibt es keine einfachen Antworten, außer dass Sie sich Hilfe suchen sollten, sobald Ihr Leben durch ein derartiges Gefühl eingeschränkt ist. Dass wir die Messlatte für Leiden, die wir hinnehmen, schrittweise senken, nennen wir Fortschritt, und dass immer mehr Menschen Hilfe suchen, Medikamente und Therapien erhalten, hat dazu beigetragen, dass die Selbstmordrate seit den 1990er-Jahren um 30 Prozent gesunken ist. Es rettet also Leben, dass wir offen über psychische Erkrankungen sprechen. Ich bin davon überzeugt: Diese Offenheit löst mehr Probleme, als sie welche schafft. Ganz unproblematisch ist sie trotz alledem nicht. Deshalb schauen wir uns im nächsten Kapitel eine Falle genauer an, in die wir besser nicht tappen sollten.

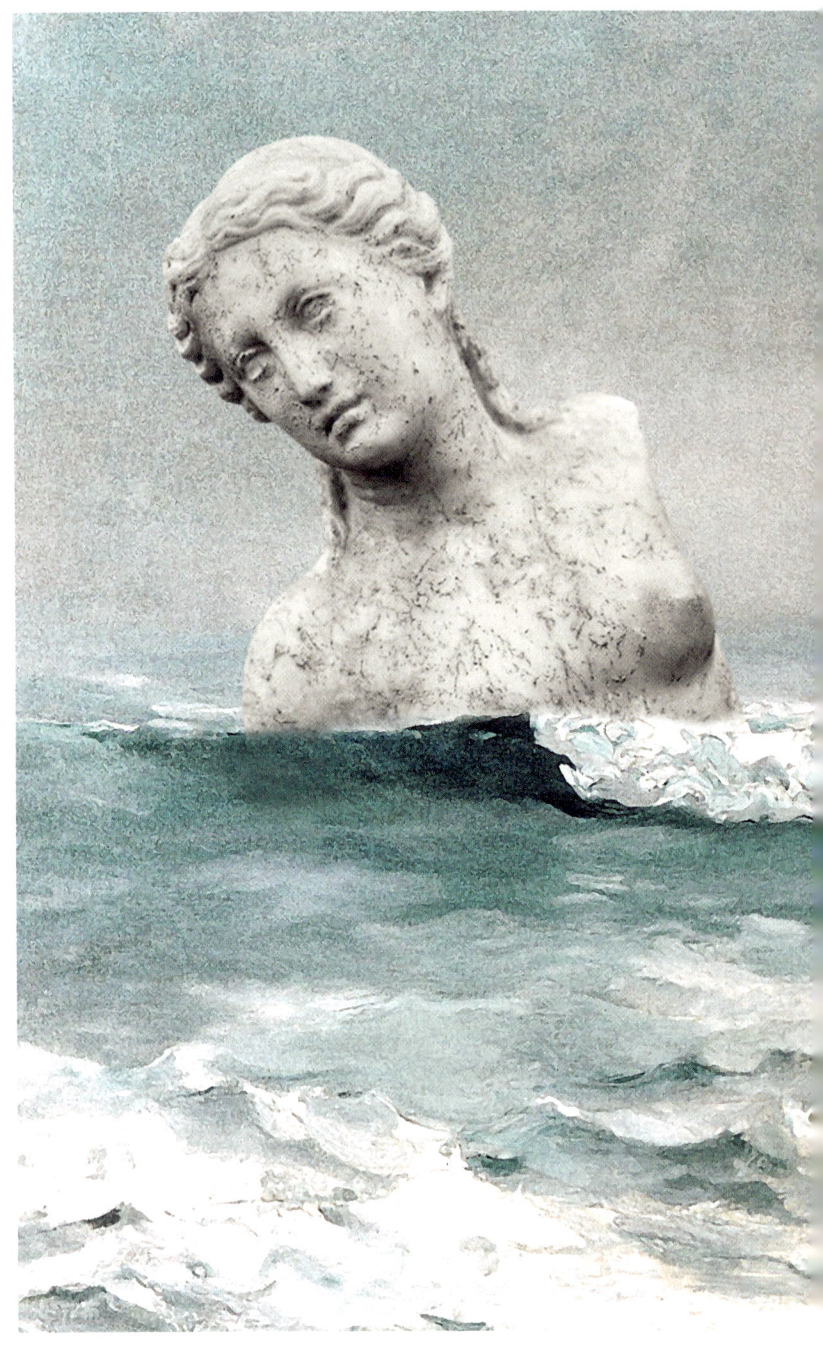

8. DER SCHICKSALSINSTINKT

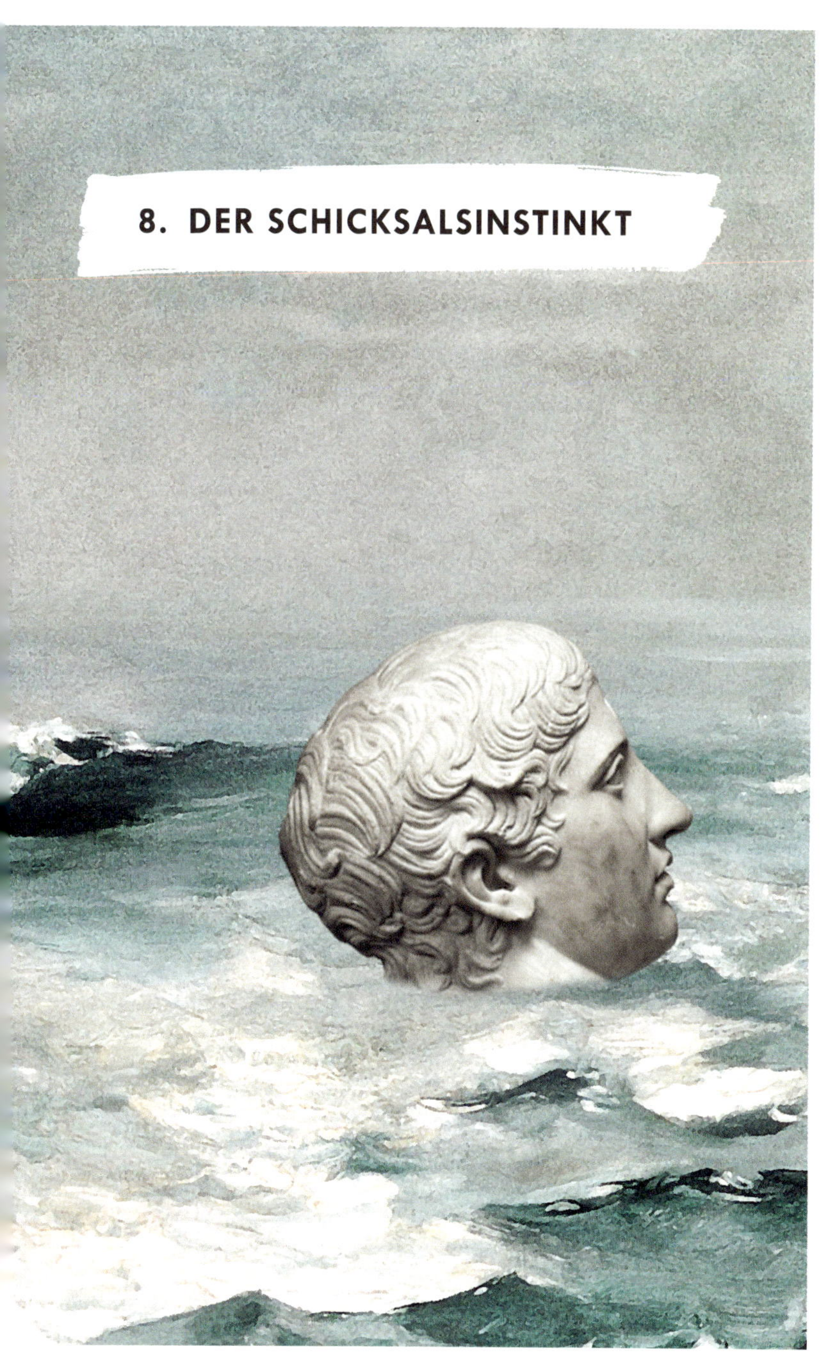

Ganz gleich, ob Sie denken,
Sie könnten etwas oder Sie könnten es nicht:
Sie haben recht.

HENRY FORD

ICH WUSSTE, ich würde früher oder später bei jemandem wie Ihnen landen. Es war nur eine Frage der Zeit, bis ich depressiv werden musste. Ein paar Verwandte haben auch Depressionen – wahrscheinlich habe ich auch zu wenig Serotonin im Gehirn.

Ich hatte diverse Patientinnen und Patienten, die sich ungefähr so äußerten; einige behaupteten, dass sie an Serotoninmangel litten, bei anderen war es das Dopamin. Einige erzählten mir, sie hätten »schlechte Gene«. Das Problem ist jedoch nicht, dass sie ihre Symptome von Niedergeschlagenheit oder Ängsten in biologischen Fachtermini äußerten, auch wenn es bekanntermaßen nicht so einfach ist und Depressionen nicht allein auf »zu wenig Serotonin« beruhen. Das Problem ist, dass sie ihre Beschwerden als vorherbestimmt wahrnahmen.

Wir Menschen neigen stark dazu anzunehmen, dass gewisse Dinge unveränderlich sind und Ereignisse schicksalhaft passieren. Diese Neigung ist ganz natürlich. Wenn Sie an Ihre Kindheit zurückdenken, erinnern Sie sich vermutlich an eine Welt, die sich in vielfacher Hinsicht von unserer heutigen unterschieden hat: eine Welt ohne Handys, Internet, vielleicht sogar ohne Fernseher. Aber da sind Sie eine Ausnahme. Über weite Teile der Menschheitsgeschichte hat sich im Lauf eines Lebensalters nicht viel verändert. Die Umgebung, in der Menschen aufwuchsen, war im Großen und Ganzen dieselbe wie jene, in der sie alt wurden – sofern sie das Glück hatten, alt zu werden. Unser Gehirn und damit unsere kognitiven Fähigkeiten wurden in Hunderttausenden Jahren kalibriert, davon auszugehen, dass die Umwelt sich nicht verändert. Hans Rosling, der herausragende schwedische Professor für Internationale Gesundheit am Karolinska-Institut, nannte diese Neigung, davon auszugehen, die Welt sei »nun mal, wie sie ist«, den »Schicksalsinstinkt«. Der Schicksalsinstinkt täuscht uns nicht nur vor, dass ganzen Ländern und Kontinenten eine bestimmte Entwicklung vorherbestimmt wäre. Er lässt uns überdies glauben, dass wir uns selbst nicht ändern könnten und dazu verdammt wären, uns auf eine bestimmte Weise zu fühlen. Ich glaube, dass genau dieser Schicksalsinstinkt auch darüber entscheidet, ob wir unser Gefühlsleben anhand von biologischen Termini wie »zu wenig Serotonin«, »überaktive Amygdala« oder »schlechte Gene« beschreiben.

Verlorene Kontrolle

Nehmen wir an, Sie beschließen, sich einem Gentest zu unterziehen. Sie bezahlen einen Hunderter, bekommen ein kleines Päckchen mit einem Röhrchen zugestellt, in das Sie hineinspucken und das Sie anschließend einschicken. Drei Wochen später erhalten Sie per E-Mail die Nachricht, dass die Ergebnisse nun vorliegen. Nicht ohne eine gewisse Nervosität loggen Sie sich ein und lesen, dass 2,2 Prozent Ihrer DNA mit der des Neandertalers übereinstimmt. Ihre Herkunft kann mütterlicherseits zu einer Frau zurückverfolgt werden, die vor 10 000 Jahren im Nahen Osten gelebt hat. Sie war die Großmutter der Großmutter Ihrer Großmutter – und so geht es um weitere 420 Generationen in der Zeit zurück. Eine faszinierende Lektüre – zumindest, wenn Sie wie ich ein wenig nerdig veranlagt sind –, aber womöglich nicht eben lebensverändernd. Sie scrollen ein Stück weiter bis zum Absatz »Gesundheitsrisiken«. Dort steht, dass Sie ein um 30 Prozent erhöhtes Risiko haben, von Herz-Kreislauf-Erkrankungen betroffen zu sein. Nicht gerade erbaulich, aber auch keine Überraschung, weil einige Ihrer Verwandten väterlicherseits tatsächlich mal einen Herzinfarkt hatten.

Nun stehen Sie vor der Wahl, was Sie mit diesen Informationen anfangen sollen. Sie können für sich feststellen, dass Ihr genetisches Risiko für einen Herzinfarkt nun mal ist, was es ist, und dass Sie es nicht ändern können. Aber es gibt Risikofaktoren, die Sie beeinflussen können, und

Sie beschließen, gründlich zu sein und jährlich zum Gesundheits-Check-up zu gehen. Sie melden sich in einem Fitnessstudio an und kaufen sich Laufschuhe. Käsecracker und Kekse werden aus der Vorratskammer verbannt. Wenn Sie an Ihrem neuen, gesünderen Lebensstil festhalten, könnte der Gentest Ihnen tatsächlich einen Herzinfarkt erspart haben – und damit hätte der Test dazu beigetragen, Ihr Leben um einige Jahre zu verlängern.

Sie scrollen weiter und entdecken, dass Sie überdies ein erhöhtes Risiko haben, eine Alkoholabhängigkeit zu entwickeln. Das ist eine Überraschung, weil niemand in Ihrer Familie je ein Alkoholproblem hatte. Andererseits wird niemand nur aufgrund seiner Gene zum Alkoholiker, dazu ist selbstredend auch Alkohol nötig, und dem kann man aus dem Weg gehen. Die Weinflaschen werden ausgeleert, und an Silvester wird mit alkoholfreiem Sekt angestoßen. So hat die genetische Disposition für Sie keinerlei Konsequenzen – Ende gut, alles gut. Aber ist es wirklich so einfach? Nein, leider nicht.

In einem Versuch erzählten Wissenschaftler den Versuchspersonen, dass sie ein Gen hätten, das ihr Risiko erhöhte, alkoholkrank zu werden. Wie sich zeigen sollte, glaubten die Teilnehmer angesichts dieser falschen Aussage, es würde ihnen fortan *schwerer* fallen, sich von Alkohol fernzuhalten. Sie fingen an, die Alkoholabhängigkeit als unvermeidliches Schicksal zu betrachten – der Schicksalsinstinkt hatte ausgelöst.

Nur, weil Sie in einer bestimmten Phase im Leben viel Angst haben, heißt das nicht, dass es immer so sein wird.

Ihr Gentest wiederum legt überdies dar, dass Sie ein erhöhtes Risiko haben, depressiv zu werden. Genau wie beim Herzinfarkt und bei der Alkoholsucht können Sie nun feststellen, dass Ihre genetische Disposition nun mal ist, wie sie ist, und dass Sie daran nichts verändern können – aber auch hier gibt es Risikofaktoren, auf die Sie Einfluss nehmen können. Sie können anfangen, Sport zu treiben, besser auf Ihren Schlaf achten, achtsam sein, sich weniger stressen und mehr Zeit mit Ihren Lieben verbringen. In diesem Fall könnte Ihnen die Information eine Depression erspart haben.

Auf die gleiche Weise, wie wir erleben, dass es uns schwerer fällt, uns von Alkohol fernzuhalten, sobald wir erfahren, dass wir eine genetische Neigung zur Alkoholsucht haben, scheint auch die Information über die genetische Disposition zu Depressionen und Angst zu beeinflussen, wie wir unsere Widerstandsfähigkeit einschätzen. Als Wissenschaftler einer Gruppe aus Patienten mit Depressionen erzählten, dass deren Erkrankung auf eine Anlage im Gehirn zurückzuführen sei, wurden die Patienten umso pessimistischer, was die Chancen auf ihre Genesung anging. Das Zutrauen in die eigenen Fähigkeiten, ihre Gefühle in den Griff zu bekommen, sank, und sie fürchteten zusehends, dass es umso länger dauern würde, bis es ihnen besser ginge. Sie schienen zu glauben: »Es spielt ohnehin keine Rolle, was ich tue, da stimmt etwas nicht mit meinem Gehirn«, und waren davon überzeugt, dass die beste Behandlungsmethode Medikamente wären. Das

Gleiche wurde beobachtet bei einer Gruppe aus Patienten mit einer generalisierten Angststörung (GAS bzw. nach engl. *Generalized anxiety disorder*, GAD). Als ihnen mitgeteilt wurde, dass ihre Angst auf einem Serotoninmangel beruhe, schätzten sie ihre Chancen, die Angst in den Griff zu bekommen, geringer ein als zuvor – der Schicksalsinstinkt hatte ausgelöst.

Eine biologische Sicht auf Angst, Depression und Abhängigkeit, in denen die Rolle der Genetik oder die fehldosierter Botenstoffe betont wird, scheint also dazu zu führen, dass wir die Erkrankungen als unvermeidlich betrachten. Dies wiederum kann schlimmstenfalls dazu führen, dass sie zu selbsterfüllenden Prophezeiungen werden. Wenn das Gefühlsleben mithilfe von Begriffen wie Dopamin, Serotonin oder Amygdala beschrieben wird, empfinden wir zwangsläufig eine Art Unverrückbarkeit, als wäre alles in Stein gemeißelt.

Das kann düster klingen, und der Schicksalsinstinkt kann nach sich ziehen, dass wir unsere düsteren Gefühle umso mehr zementieren, indem wir davon ausgehen, dass sie eine biologische Ursache haben. Allerdings gibt es dagegen ein wirksames Gegengift, und das ist *Wissen*. In einer der Studien, die ich soeben erwähnt habe, sahen die Versuchsteilnehmer sich einen Informationsfilm an, in dem dargelegt wurde, dass sich Gene zwar auf die Wahrscheinlichkeit auswirkten, an einer Depression zu erkranken, aber nicht darüber *entschieden*, ob man wirklich depressiv werde. Das menschliche Gehirn sei eher Modellierton als Porzellan: Es sei veränderlich, plastisch, und wie es arbeite, hänge davon ab, wie wir unser Leben führten, wie wir schliefen, ob wir Sport trieben, ob wir lang anhaltendem und unvorhersehbarem Stress ausgesetzt seien, Freunde träfen oder in Therapie gingen. All dies beeinflusse, wie unser Gehirn funktioniere. Der Film zeigte auf lehrreiche Weise, wie unter anderem Sport die chemischen Prozesse in unserem Gehirn und sogar die Art und Weise verändert, wie unsere Gene in unseren Gehirnzellen »eingesetzt« würden. Nachdem sie den Film gesehen hatten, waren die Teilnehmer messbar weniger pessimistisch und schätzten ihre Genesungschancen als messbar verbessert ein. Vielleicht denken Sie jetzt, der Film wäre unwissenschaftlich und voller Übertreibungen gewesen. War er nicht. Er vermittelte den heutigen Wissensstand und war auch kein langatmiges Schlafmittel, sondern ein siebenminütiger YouTube-Clip.

Wissen über Wissen ist die Lösung

Derzeit findet eine wissenschaftliche Revolution statt: Mit jedem Tag, der verstreicht, lernen wir mehr über unsere eigenen kognitiven Fähigkeiten und darüber, auf welche Weise in unserem Gehirn Gefühle entstehen und wie diese durch unsere DNA und die Außenwelt beeinflusst werden. Solches Wissen kann fantastische Möglichkeiten eröffnen – hinsichtlich unseres Gesundheitswesens, Wohlbefindens und unserer Bildung –, aber es ist auch wichtig, es so zu präsentieren, dass es keinen Schaden anrichtet. In der Genetik und in der Hirnforschung gibt es kaum je sichere Antworten, da geht es um Wahrscheinlichkeiten. Das Problem ist, dass wir Menschen oftmals nicht in Wahrscheinlichkeiten denken, sondern schwarz oder weiß. Ein »erhöhtes Risiko« für eine künftige Depression ist nun mal nicht das Gleiche wie »eine garantierte zukünftige Depression«, aber mitunter nehmen wir es so wahr.

Denn obwohl die Hirnforschung sich in halsbrecherischer Geschwindigkeit weiterentwickelt, tritt unser eigenes Gehirn auf der Stelle. Es hat sich im Prinzip in den letzten 10 000 Jahren kein bisschen verändert. Deshalb haben wir mehr Angst vor Schlangen und Spinnen als vor den Warnhinweisen auf Zigarettenschachteln oder vor Autos. Wir glauben, dass die Welt statisch und unveränderlich wäre. Eine Flutwelle aus medizinischen Erkenntnissen, wie wir »unter der Motorhaube« funktionieren, soll nun von einem Hirn verarbeitet werden, das für die Deutung von statistischen Wahrscheinlichkeiten in medizinischen Forschungsartikeln mangelhaft gerüstet ist. Damit all die neuen Erkenntnisse über das Gehirn nicht dazu führen, dass wir uns durch die Biologie »ferngesteuerter« fühlen, als es tatsächlich der Fall ist, müssen wir lernen, wissenschaftlich zu denken. Das erfordert Übung, aber *so* schwer ist es wirklich nicht. Nachdem sie jenen siebenminütigen Film gesehen hatten, bekamen die Teilnehmer der erwähnten Studie ein gesteigertes Zutrauen in ihre

Fähigkeiten, ihr Gefühlsleben in den Griff zu bekommen. Und dieses Zutrauen hielt nach der Filmvorführung weitere sechs Wochen an.

Mit anderen Worten ist Wissen die Lösung. Und nicht nur das Wissen darüber, *wie* unser Gehirn funktioniert, sondern auch, *warum* es so funktioniert, wie es nun mal funktioniert. Indem wir lernen, dass die wichtigste Aufgabe unseres Gehirns ist, unser Überleben zu sichern – und dass es sich entwickelt hat, um diese Aufgabe in einer lebensbedrohlichen Welt zu meistern –, können wir uns in Erinnerung rufen, dass mildere Formen sogenannter psychischer Störungen nicht notwendigerweise bedeuten, dass etwas mit uns verkehrt oder gar krankhaft wäre.

Sie sind nicht Ihre Diagnose

Wenn man die Eigenschaft benennen sollte, die den Menschen am ehesten von anderen Lebewesen unterscheidet, wäre unsere Fähigkeit zum Geschichtenerzählen gar keine schlechte Wahl. Das Gehirn ist in einem fort damit beschäftigt, Erklärungen für das zu finden, was wir erleben, und spinnt Erzählfäden daraus, wie diese Ereignisse zusammenhängen könnten. Vor allem ist es auf der Suche nach einem stabilen Seil, das unser Leben zusammenhält, das es verständlich und vorhersehbar macht.

In meiner Arbeit habe ich mitunter erlebt, dass eine psychiatrische Diagnose zu dieser Geschichte wird: Einige

Patienten identifizieren sich mit ihrer Diagnose und fangen an, sich nurmehr als »die Person« zu betrachten, »der es schlecht geht«. Die Diagnose wird zu ihrer Identität. Das ist bedauerlich, weil so etwas abermals zur selbsterfüllenden Prophezeiung werden kann – denn es löst den Schicksalsinstinkt in uns aus. Jedes Mal, wenn ich auf einen solchen Patienten treffe, erkläre ich ihm, dass sowohl Ängste als auch Depressionen als Zeichen gedeutet werden können, dass das Gehirn völlig normal funktioniert. Patienten mit Angststörungen sind zudem sehr verschieden. Und auch kein Depressiver ist wie der andere. Wir sind komplizierter, als dass wir uns nur durch eine Diagnose erklären könnten. Diese erzählt nicht alles über Sie, Sie *sind nicht* Ihre Diagnose. Ich unterstreiche für gewöhnlich auch, dass Gefühle sich verändern. Das muss sogar so sein, sonst erfüllen sie keinerlei Funktion – und das gilt auch für unerfreuliche Gefühle. Nur, weil Sie in einer bestimmten Phase im Leben viel Angst hatten, heißt das nicht, dass es immer so sein wird.

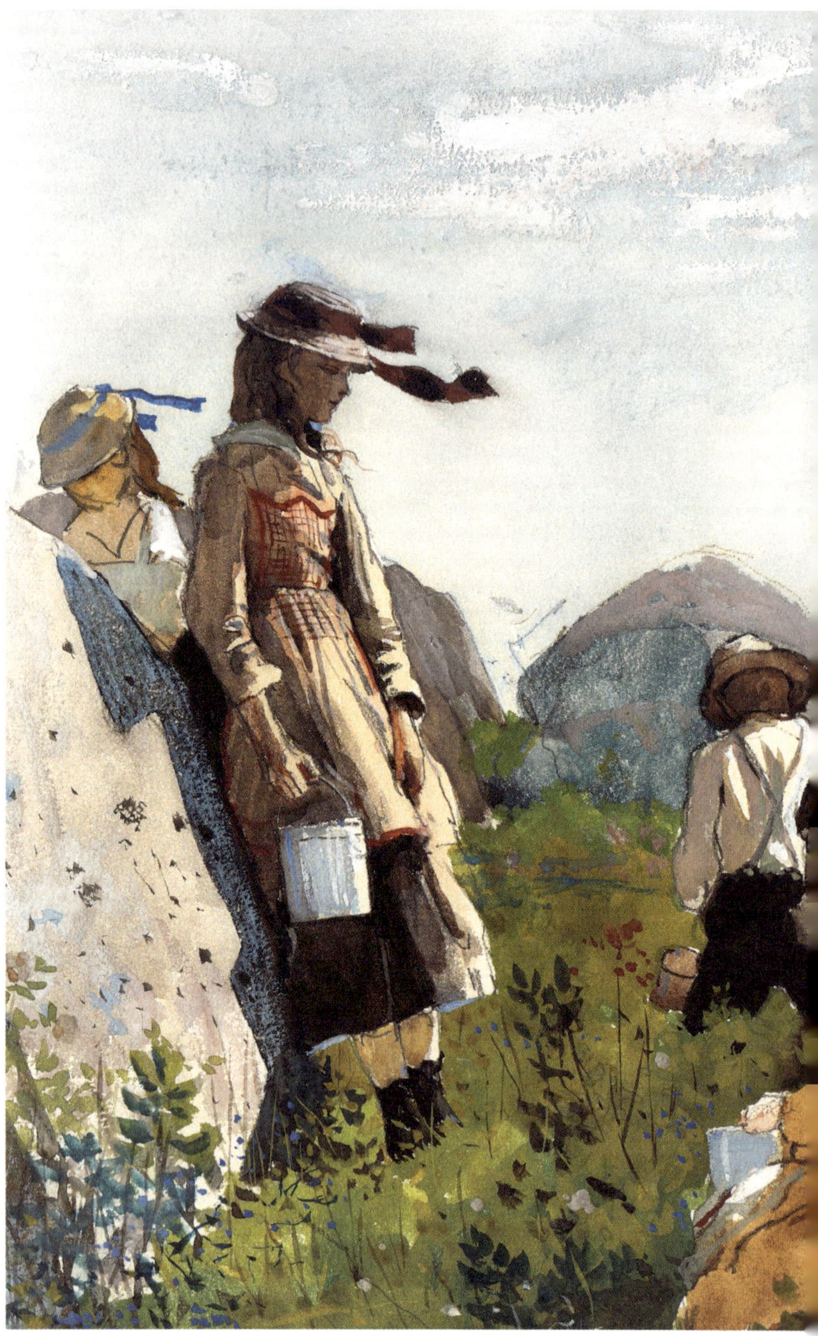

9. DIE GLÜCKSFALLE

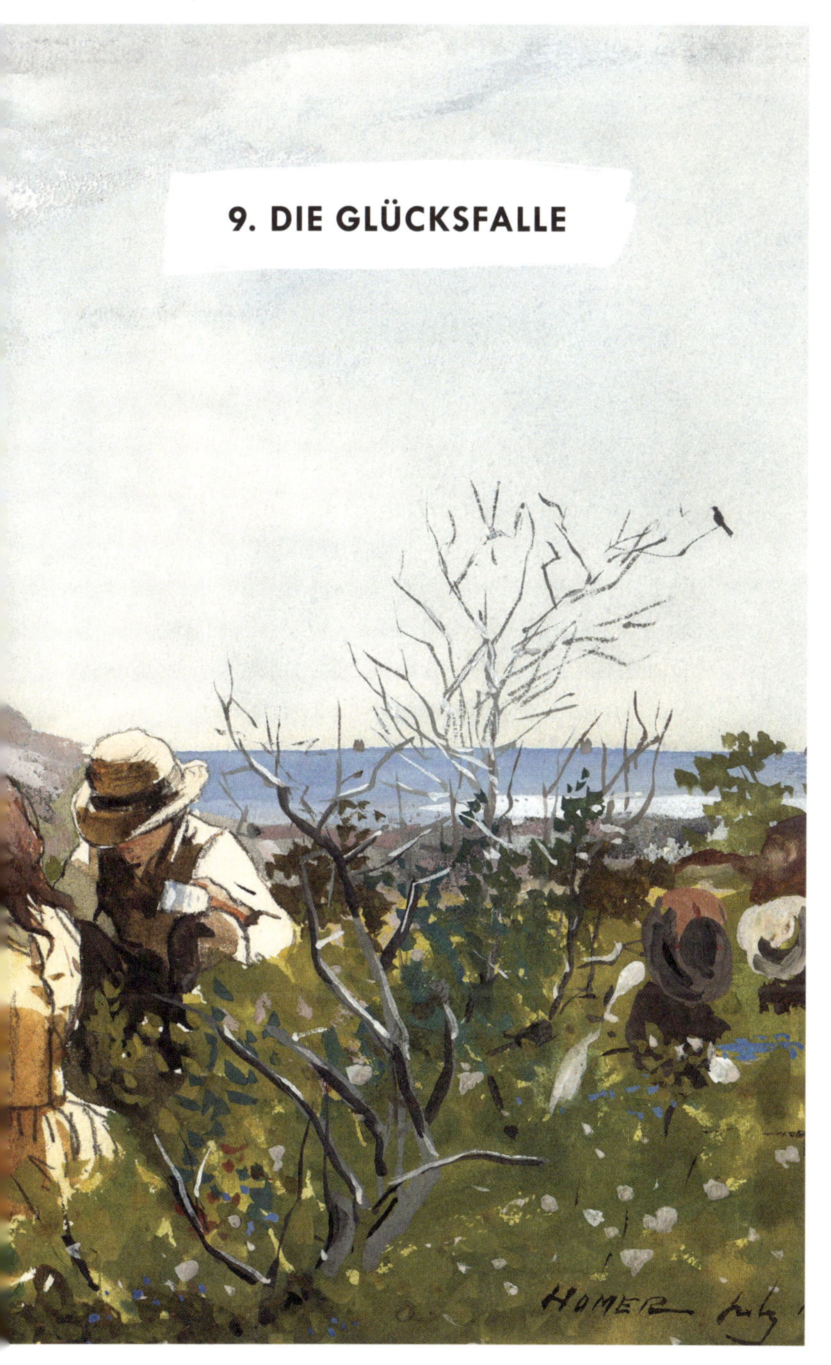

Gehirne reagieren nicht, sie sagen voraus.

LISA FELDMAN BARRETT,
PROFESSORIN UND GEFÜHLSFORSCHERIN

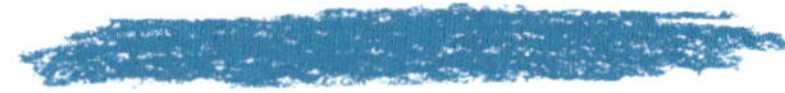

JETZT HABEN WIR annähernd ein ganzes Buch der Frage gewidmet, warum unser Gehirn nicht darauf ausgelegt ist, dass es uns gut geht, sondern vielmehr darauf, dass ständig vom Schlimmsten auszugehen ist – Angst – und dass wir uns mitunter zurückziehen müssen, um uns vor drohenden Gefahren zu schützen – Depression. Allmählich ist es an der Zeit, den Braten zu wenden und uns anzusehen, was uns im Umkehrschluss *glücklich* macht. Auch wenn immer mehr Wissenschaftler sich für diese Frage zu interessieren beginnen (dieses schnell wachsende Forschungsgebiet nennt sich »positive Psychiatrie«), ist es schwer zu beschreiben, was Glück eigentlich bedeutet.

Viele setzen ein Gleichheitszeichen zwischen Glück und Wohlbefinden. Sie verstehen Glück als ein anhaltendes Gefühl von Genuss und Bedürfnisbefriedigung, doch in der Forschung wird Glück eher als Zufriedenheit mit unserem Lebensweg betrachtet – als langfristiges Erleben von Sinnhaftigkeit. Wenn Sie dieser Definition beipflichten und alles tun möchten, damit Sie glücklich werden, glaube ich, dass dafür am allerwichtigsten ist, dass Sie das Glück ignorieren. Pfeifen Sie darauf! Je weniger wir uns darum Gedanken machen, umso größer die Chance, dass wir es erleben.

Unser Gehirn lauert nämlich nicht darauf, was passiert – es versucht vorauszusagen, was passieren *könnte*. Dann gleicht es seine Voraussagen mit den tatsächlichen Ereignissen ab. Nehmen wir an, Sie betreten zu Hause das Badezimmer. Schon im Vorhinein ruft Ihr Gehirn Erinnerungen an diesen Ort ab und aktiviert ein Bild dessen, was gleich an Sinneseindrücken erwartbar sein dürfte. Wenn Sie nun Ihr Bad betreten, werden die Erwartungen mit dem, was Sie sehen, hören und fühlen, abgeglichen. Sofern die Voraussagen Ihres Gehirns mit Ihren Sinneseindrücken übereinstimmen, reagieren Sie nicht. Wenn irgendetwas abweicht, halten Sie inne.

Im Großen wie im Kleinen besteht unser Leben aus einer Endlosfolge aus Abgleichen von dem, was voraussichtlich passieren wird, mit tatsächlichen Ereignissen. Als ältere Britinnen und Briten im Frühling 2021 zu ihrer körperlichen Gesundheit befragt wurden, war der Anteil derer, die sich selbst eine gute Gesundheit bescheinigten, im Vergleich zum Vorjahr gestiegen. Dabei spricht nicht allzu viel dafür, dass sich der Gesundheitszustand älterer Briten im Pandemiejahr 2020 tatsächlich verbessert haben kann, ganz im Gegenteil, es gibt gute Gründe anzunehmen, dass ihre Gesundheit eher gelitten hatte in einer Zeit, in der mehr als 100 000 Bewohner des Landes an Covid-19 starben und das Gesundheitssystem unter solchem Druck stand, dass alle anderen Bereiche außer der Akutbehandlung schlechter als zuvor aufgestellt waren. Wie kam es also, dass die Befragten sich einen verbesserten Zustand bescheinigten? Eine mögliche Erklärung wäre, dass sie den Maßstab an »gute Gesundheit« veränderten, sobald sie sich tagtäglich mit Krankheit und Leid konfrontiert sahen. Im selben Maße, wie die Nachrichten von überfüllten Intensivstationen und Leichenhäusern einander ablösten, erlebten sie den eigenen lädierten Rücken, das schmerzende Knie oder Kopfweh als weniger großes Problem. Die Vorhersagen des Gehirns – die mit den tatsächlichen Erlebnissen verglichen wurden – veränderten sich und damit auch die Sicht auf den eigenen Gesundheitszustand.

Wir sind also neurobiologisch so angelegt, alles, was wir erleben, im Hinblick auf unsere Erwartungen zu messen, statt objektiv zu betrachten, was tatsächlich passiert. Das mag naheliegend klingen, aber wir vergessen es oft. Als ich Wirtschaftswissenschaften studierte, behaupteten die Professoren in den Vorlesungen gern: »Der Mensch ist ein vernünftiges Wesen, das das Mehr dem Weniger vorzieht.« Als Arzt und Psychiater weiß ich, dass diese Aussage falsch ist. Wir ziehen das Mehr nicht dem Weniger vor. Wir wollen bloß mehr haben als unser *Nachbar.* Wie gut es uns geht, beruht einzig und allein darauf, wie es anderen zu gehen scheint. Ihr Audi fühlt sich fantastisch an – bis Ihr Nachbar in seiner Auffahrt einen Tesla parkt.

Da wir dafür gebaut sind, unsere Erlebnisse mit unseren Erwartungen abzugleichen, sollten wir uns nicht die Mühe machen, nach Glück zu streben.

Ein unrealistischer Zustand

Da wir dafür gebaut sind, unsere Erlebnisse mit unseren Erwartungen abzugleichen, sollten wir uns nicht damit abmühen, nach Glück zu streben. Wie Sie in den vorangehenden Kapiteln gesehen haben, sollen Gefühle des Wohlbefindens vorübergehend sein, sonst erfüllen sie nicht ihren wichtigsten Zweck: uns zu bestimmten Verhaltensweisen zu nötigen. Das Gehirn verändert unsere emotionale Lage in einem fort, basierend auf Informationen, die es aus unserem Körper und aus der Umwelt erhält. Sich bei einer positiven Gefühlslage einzupendeln, auf dass es uns dauerhaft gut gehe, ist ebenso unrealistisch, als würde die Banane auf der Küchenanrichte uns für den Rest unseres Lebens satt machen. Wir sind einfach nicht so gebaut, auch wenn wir uns das gern einreden lassen.

Im Jahr 2015 lancierte Coca-Cola eine groß angelegte Werbekampagne. Der Getränkeriese forderte uns nicht länger dazu auf, »'ne Coke [mit jemandem] zu trinken« (engl. »Share a Coke [with]« – Sie erinnern sich an die Kampagne mit den personalisierten Getränkeflaschen?), sondern empfahl nun vielmehr: »Mach dir Freude auf« (engl. »Open happiness«). Die Botschaft, die Milliarden Menschen eingetrichtert wurde, war, dass wir uns aktiv für unser Glück entscheiden – und nicht nur glücklich sein *könnten*, sondern *sollten*. Coca-Cola ist bei Weitem nicht allein, wenn es darum geht, ein Produkt mit einem unrealistischen emotionalen Zustand in Verbindung zu bringen. Hier sind weitere Beispiele: »Schrei vor Glück« (Zalando), »Kauf dich glücklich« (MediaMarkt), »Kleine Preise machen glücklich« (Plus), »Bilder, die glücklich machen« (Agfa). Und dies sind nur einige wenige Werbeslogans, die alle das Gleiche suggerieren: dass nämlich Glück eine endlose Perlenschnur aus freudigen Erlebnissen und etwas sei, wofür wir uns aktiv entscheiden könnten – und wenn wir uns nicht glücklich fühlen, ist etwas an uns verkehrt.

Durch derlei Slogans, Bücher und Kurse werden wir fortdauernd daran erinnert, dass wir glücklich sein *können* und *sollten*, uns also tagtäglich blendend fühlen könnten; dies bedeutet jedoch, dass unser Gehirn unsere subjektiven Erfahrungen mit einem Versprechen abgleicht, das in der Realität unerreichbar ist – denn ständiges Wohlbefinden ist für den Menschen kein natürlicher Zustand. Sobald wir uns aber ständig einer Kulisse aus glücklichen, schönen, entspannten Menschen vor Tropenkulisse gegenübersehen, werden die Erwartungen an unser Wohlbefinden unrealistisch hoch, und wenn unser Inneres dann nicht den Erwartungen entspricht – was für niemanden der Fall ist! –, sind wir enttäuscht. Unser werbevermitteltes, zutiefst unrealistisches Bild vom Glück hat also zur Folge, dass wir unglücklich werden. Und nein, dies ist keine Spekulation.

Versuchspersonen, die begeisterte Artikel über das Glück gelesen und sich anschließend eine Komödie angesehen hatten, fühlten sich nach dem Film weniger glücklich als Personen, die zuvor einen Bericht gelesen hatten, in dem Glück nicht erwähnt wurde. Eine mögliche Erklärung hierfür wäre, dass ein Artikel zum Thema Glück ganz generell unsere Erwartungen steigert, und mit den Erwartungen steigt auch die Hoffnung, dass ein Film unfassbar lustig wäre. Wenn er sich dann als nicht unfassbar lustig erweist, wird er zu einer Enttäuschung. Ohne eine entsprechende Erwartungshaltung liegt die Messlatte niedriger, und das Erlebnis an sich entspricht dem (oder übersteigt das) Niveau, mit dem wir gerechnet haben, was wiederum dazu beiträgt, dass wir das Filmerlebnis als positiver betrachten.

Oder anders: Je mehr Geld in einem Land ein Jahr lang für Werbung ausgegeben wird, umso unzufriedener sind seine Einwohner zwei Jahre später mit ihrem Leben. Dies lässt den Schluss zu, dass Werbung dazu beiträgt, dass wir die Ansprüche an unser Gefühlsleben unrealistisch hoch ansetzen und uns in der Folge enttäuscht und unzufrieden fühlen. Ein Werbeslogan, der unsere Erwartungen auf ein realistisches Niveau einpendelt – und somit einen positiven Effekt auf unser Wohlbefinden hätte –, wäre beispielsweise: »Es ist okay, hin und wieder down zu sein.« Doch das würde vermutlich nicht zu besonders hohen Softdrink-, Schuh- oder Elektronikartikelverkäufen führen.

Im Gegensatz zu den meisten Dingen, nach denen wir streben und bei denen die Chancen zunehmen, dass wir bekommen, was wir wollen, je mehr wir uns anstrengen, scheint es beim Glück genau umgekehrt zu sein: Je mehr wir ihm nachjagen, umso mehr droht es uns aus den Händen zu gleiten. Der beste Ratschlag für alle, die glücklich sein wollen, ist daher, vor all den hohlen Werbebotschaften die Augen zu verschließen. Schlagen Sie jeden Artikel und jedes Buch zu und drehen Sie die Empfindlichkeit Ihres Bullshit-Detektors bei jedem YouTube-Vortrag hoch, der das Wort »Glück« auch nur erwähnt.

Doch gibt es noch etwas anderes, was wir tun können, um glücklicher zu sein, außer das Glück zu ignorieren? Ich verzichte besser darauf zu spekulieren, zum einen, weil das, was für mich funktioniert, nicht für andere funktionieren muss; zum anderen, weil sämtliche Beratungsansätze auf einer abschüssigen Piste stattfinden, was bedeutet, dass die Gefahr besteht, in einem Graben voller zwar hübscher, aber nicht verifizierbarer Floskeln zu landen. Wenn ich mich trotzdem in die Schusslinie begeben müsste, würde ich sagen, dass eines der schädlichsten Missverständnisse innerhalb unserer modernen Gesellschaft ist, dass Glück übereinandergestapelte Lusterlebnisse wären.

Wir wissen tatsächlich nicht, wie unsere Vorfahren sich das Glück vorstellten (das Wort an sich ist erstmals im 12. Jahrhundert bezeugt und bedeutet ursprünglich lt. *Digitalem Wörterbuch der deutschen Sprache* »Schicksal, Geschick, Ausgang eines Geschehens oder einer Angelegenheit [sowohl zum Guten als auch zum Bösen]«), aber es ist äußerst unwahrscheinlich, dass die Jäger und Sammler, die einst in der afrikanischen Savanne umherstreiften, es als endlose Aneinanderreihung von Lusterlebnissen empfanden, die dem Leben einen Sinn verliehen. Im weitesten Verlauf der Menschheitsgeschichte hätte unsere heutige Auffassung von Glück wahrscheinlich so absurd gewirkt, dass sie nicht mal als Utopie aufgefasst worden wäre. Unsere Besessenheit von Glück – und die falsche Auffassung davon, dass es das Gleiche sein müsste wie ein anhaltendes Hochgefühl – ist nur wenige Generationen alt. Aber nachdem die meisten von uns kaum je etwas anderes erlebt haben, ahnen wir gar nicht, wie sonderbar und unrealistisch diese Auffassung ist.

Für mich ist Glück weder ein endloses Streifen durch Blumenwiesen noch die Vermeidung all dessen, was Unbehagen verheißt. Ich würde lügen, wenn ich behauptete, dass Bequemlichkeit und materielle Faktoren gar keine Rolle spielen. Das tun sie ohne jeden Zweifel – für mich wie für fast alle anderen auch. Die konstruktivste Definition von Glück jedoch, die ich bislang gehört habe, ist die Kombination aus positiven Erlebnissen und einer tieferen Einsicht in sich selbst; ein instinktives Gespür dafür, was einem liegt und wie man seine Qualitäten einsetzen kann, um sich selbst und anderen zu helfen und so zu etwas beizutragen, was über die eigene Person hinausreicht. Für die allermeisten fällt der Groschen, sobald sie sich einer Sache zuwenden (und nicht: schon auf der Ziellinie stehen!), die jenseits der persönlichen Bedürfnisbefriedigung liegt. Dort finden sie, was man mangels besserer Bezeichnung als Glück bezeichnen könnte.

Glück an sich darf nur nicht als Zielvorgabe dienen; vielleicht eher als Kontext: Es entsteht, wenn wir verstehen, was wichtig im Leben ist, und dementsprechend handeln. Wenn wir ein Teil von etwas werden, was wir als bedeutsam für uns selbst und für andere empfinden. Es ist nicht wahnsinnig überraschend, dass die meisten von uns genau so funktionieren. Unser Überleben hing schließlich stets davon ab, dass wir kooperieren konnten. Diejenigen, die die Herausforderungen ihrer Umwelt überlebten, taten dies *gemeinsam*. Wir wurden nicht die dominierende Spezies auf der Erde, weil wir die Stärksten waren, die Schnellsten oder die Klügsten – sondern weil wir am besten zusammenarbeiten konnten. Deshalb leiden wir so sehr unter Einsamkeit.

Als man dem österreichischen Psychiater und Neurologen Viktor Frankl die Frage stellte, wie er die Kraft aufgebracht habe, vier Konzentrationslager, darunter Auschwitz, zu überleben, antwortete er, indem er sich auf Friedrich Nietzsche berief: »Wer ein Warum zu leben hat, erträgt fast jedes Wie.« Auf die Frage, was genau hinreichend bedeutsam ist, das Warum zu definieren, gibt es vermutlich so viele unterschiedliche Antworten, wie es Menschen gibt, aber eine Sache ist sicher: dass ständiges Jubilieren nicht die Antwort ist. Jagen Sie Ihrem Glück also nicht hinterher, denn es ist der Nebeneffekt, der sich einstellt, wenn Sie vergessen, daran zu denken, und Ihre Aufmerksamkeit stattdessen auf etwas richten, was sich für Sie bedeutsam anfühlt.

NACHWORT

ICH KANN MICH NOCH daran erinnern, als wäre es gestern gewesen: Ich war im zweiten Semester Medizin, es war kalt im Saal, in der Luft hing ein merkwürdiger Geruch, im Hintergrund surrte ein Lüfter. Doch der Obduktionssaal hörte auf zu existieren, als ich auf das hinabblickte, was ich in meinen Händen hielt: ein menschliches Gehirn. Da steckt alles drin, dachte ich. Alles, was dieser 84-jährige Mann, dessen Gehirn ich hielt, je erlebt hatte. All seine Erinnerungen. All seine Gefühle. Jeder Augenblick seines Lebens, von der Wiege bis zur Bahre. Ich umfasste, was letztlich das Ich dieses Menschen gewesen war. Umso bewegter war ich, als mir dämmerte, dass auch ich ein Gehirn hatte und darin alles enthalten war, was ich bis dahin erlebt hatte: mein erster Schultag im kratzenden Michel-aus-Lönneberga-Shirt, meine Teenagerzeit, wie ich als 20-Jähriger in Chamonix auf Skiern Kopf und Kragen riskiert hatte. Sogar die Erfahrung, das Gehirn des 84-jährigen Mannes in meinen Händen zu halten – auch diese Erfahrung war in meinem Gehirn erzeugt worden!

Es hatte schon etwas Hypnotisches, die Erkenntnis zu streifen, dass sich mein ganzes bisheriges Leben in einem kiloschweren Organ abgespielt hatte, das aussah wie dicht zusammengepackte Würste. Ich kann es noch immer nicht richtig begreifen, obwohl ich ungesund viel Zeit damit verbracht habe, es zu versuchen. Doch das Wichtigste, was ich an jenem Tag gelernt habe, ist, dass ich mir und meinen Patientinnen und Patienten tagtäglich in Erinnerung rufen kann, dass das Gehirn ein Organ ist. Und genau wie alle anderen Organe, die auf jenem Tisch im Obduktionssaal lagen, hat das Gehirn sich entwickelt, um einen Zweck zu erfüllen – unser Überleben zu gewährleisten.

Das menschliche Gehirn ist nicht zufällig so geworden, wie es heute ist. Und es zeigt uns nicht die Welt, wie sie ist. Es lässt uns nicht Dinge erinnern, so wie sie tatsächlich stattgefunden haben, und erlebt nicht einmal uns selbst, so wie wir tatsächlich sind. Bei Weitem nicht! Das Gehirn verändert unsere Erinnerungen. Es geht vom Schlimmsten aus und entwirft Katastrophenszenarien. Mal täuscht es uns vor, dass wir kompetenter und sozialer wären, als wir es in Wahrheit sind. Mal redet es uns ein, dass wir völlig wertlos wären. Es ist an sich nichts weiter als eine Überlebensmaschine voller Bugs, die sich – im Licht der Evolution – nicht selten als smarte Funktionen erweisen.

Das Gehirn kann aber auch nicht als vom restlichen Organismus unabhängig betrachtet werden. Es ist Teil eines komplexen und dynamischen Systems – unseres Körpers – und überwacht diesen nicht nur, sondern füttert ihn auch stetig mit Informationen. Botschaften, die uns eine Bedrohung, Ansteckungsgefahr, Isolation und den Abstieg in der sozialen Hierarchie signalisieren, führen dazu, dass unser Gehirn Gefühle des Unbehagens erzeugt. Genau diese Art von Emotionen hat zu Verhaltensweisen geführt, die unsere Überlebenschancen erhöht haben, und zwar unter Bedingungen, in denen wir seit Hunderttausenden von Jahren leben und auf die wir bis heute angepasst sind. Wenn wir glauben, dass Ängste, Depressionen oder auch nur der Wunsch nach Rückzug bedeuten würden, dass an unserem Gehirn etwas nicht stimmen könnte – oder dass es krank wäre –, dann haben wir vergessen, dass seine wichtigste Funktion ist, uns am Leben zu erhalten.

»Das ist alles nur in deinem Kopf«, heißt es gern, wenn es um Depressionen oder Ängste geht. In meiner Jugend hieß es oft, man müsse sich bloß »zusammenreißen« – was kaum einem je geholfen hat. Später hieß »nur in deinem Kopf«, dass »zu wenig Serotonin« im Gehirn vorhanden war, was gewiss ein Schritt in die richtige Richtung war – weg von der Bagatellisierung –, was aber zugleich das Risiko erhöhte, dass die depressive Erkrankung zur selbsterfüllenden Prophezeiung wurde. Es ist an der Zeit, »nur in deinem Kopf« umzuschreiben in: »Es sitzt in deinem Kopf und im Körper und ist oftmals ein Hinweis darauf, dass alles exakt so funktioniert, wie es funktionieren soll.«

Wie schon eingangs erwähnt, glaube ich wirklich, dass es uns nur deshalb schlechter geht, als es uns gehen müsste, weil wir vergessen haben, dass wir biologische Wesen sind. Ich habe dieses Buch geschrieben, um an unseren biologischen Bauplan zu erinnern und aufzuzeigen, wie unser

Gefühlsleben entsteht. Dazu haben wir die »Motorhaube« gelüftet und in die Maschinerie unserer Seele geblickt. Ein Buch, das sich der großen Frage des menschlichen Wohlbefindens annimmt, muss zwangsläufig selektiv sein, und aus diesem Grund habe ich mich entschieden, mich auf die Biologie und das Gehirn zu beschränken und nicht weiter auf soziale Erklärungsmodelle einzugehen – nicht, weil Klassenunterschiede, Außenseitertum, Ungerechtigkeiten und Arbeitslosigkeit unwesentlich wären, sondern weil wir dazu neigen, unsere Biologie zu vergessen.

Außer dass ich versucht habe, zwei entscheidende Schlüsselzutaten unseres Befindens hervorzuheben, die viele unterschätzen – zum einen den Sport, zum anderen das Vermeiden von Einsamkeit bei uns selbst und wenn möglich bei anderen –, habe ich mir alle Mühe gegeben, nicht allzu viele Ratschläge und Tipps zu erteilen; stattdessen habe ich probiert, einen neuen Blickwinkel auf uns als Menschen und auf unser Gefühlsleben einzunehmen, der uns wichtige Schlussfolgerungen ermöglicht und der – in meiner Erfahrung – zugleich entdramatisierend und verzeihend wirkt. Abschließend will ich trotz alledem ein paar Ratschläge anfügen und habe deshalb auf der nächsten Seite die zehn wichtigsten Erkenntnisse zusammengefasst, die uns eine Betrachtung des Themas aus Sicht des Gehirns ermöglicht hat.

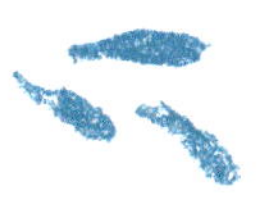

MEINE ZEHN WICHTIGSTEN EINSICHTEN

Sie sind ein Überlebender. Wir sind nicht darauf ausgelegt, dauerhaft gesund oder gar glücklich zu sein, sondern darauf, zu überleben und uns fortzupflanzen. Es ist ein unrealistisches Ziel, dass es uns immer nur gut gehen soll. So sind wir schlichtweg nicht gebaut.

Gefühle sind dazu da, um Ihr Verhalten zu steuern, und sie sind vorübergehend. Gefühle werden gebildet, sobald Ihr Gehirn übereinanderlegt, was sowohl um Sie herum als auch in Ihrem Innern passiert. Die Verfassung unseres Körpers ist dabei wichtiger, als die meisten glauben.

Ängste und Depressionen sind zumeist Schutzmechanismen. Sie sind ein normaler Bestandteil der menschlichen Natur und bedeuten nicht, dass mit Ihnen etwas nicht stimmt oder etwas an Ihnen dysfunktional wäre. Und sie beruhen eindeutig nicht auf Mängeln in Ihrer Persönlichkeit!

Erinnerungen sind veränderlich und sollen es auch sein. Über traumatische Erlebnisse in einem sicheren Kontext zu sprechen, führt dazu, dass die Erinnerungen sich verändern und weniger bedrohlich werden.

Mit Schlafmangel, dauerhaftem Stress, langem Sitzen und übermäßigem Betrachten von gephotoshoppten Kulissen anderer in sozialen Netzwerken riskieren wir, Signale an unser Gehirn zu senden, die das Gehirn wiederum deutet als: »Ich befinde mich in einer gefährlichen Welt«, oder: »Ich bin nicht gut genug.« Das Gehirn reagiert, indem es Sie dazu bringt, sich zurückzuziehen, und indem sich Ihr Befinden verschlechtert.

Körperliche Aktivität schützt vor Depressionen und Ängsten. Sie sind darauf ausgelegt, sich zu bewegen, was wir heutzutage viel zu wenig tun. Gleichzeitig ist es normal, faul zu sein.

Einsamkeit kann mit einer Reihe von Erkrankungen in Verbindung gebracht werden, aber bereits kleine Veränderungen können einen enormen Unterschied bewirken. Ein paar enge Freunde sind hinsichtlich Ihrer Gesundheit vermutlich besser als eine große Anzahl entfernter Bekannter.

Die Gene sind wichtig, aber die Umwelt ist oftmals wichtiger. Glauben Sie nicht, dass irgendetwas, was genetisch in Ihnen angelegt ist, unausweichlich wäre. Wie Sie Ihr Leben führen, beeinflusst, wie Ihr Gehirn funktioniert.

Pfeifen Sie auf Glück! Zu erwarten, ständig glücklich zu sein, ist nicht nur anstrengend und unrealistisch – es kann auch den genau gegenteiligen Effekt haben.

Am allerwichtigsten: Wenn es Ihnen psychisch schlecht geht, suchen Sie sich Hilfe. Das ist nicht außergewöhnlicher, als wenn Sie eine Lungenentzündung oder eine Allergie hätten. Es gibt Hilfe für Sie, und Sie sind nicht allein.

QUELLEN

WARUM GEHT ES UNS SO SCHLECHT, OBWOHL ES UNS SO GUT GEHT?

World Health Organization: Depression and other common mental disorders: Global Health Estimates. Licence: CC BY-NC-SA 3.0 IGO, 2017

World Health Organization: Depression statistics. www.who.int/news-room/fact-sheets/detail/depression, 13.9.2021

2. WARUM HABEN WIR GEFÜHLE?

Diamond, Jared: Der dritte Schimpanse: Evolution und Zukunft des Menschen. S. Fischer, Frankfurt am Main 1994

Feldman Barrett, Lisa: How emotions are made: The Secret Life of the Brain. Houghton Mifflin Harcourt, Boston 2017

Gozzi, Alessandro, et al.: A neural switch for active and passive fear. In: Neuron, Vol. 67 (4) 08/2010, S. 656–666, DOI: 10.1016/j.neuron.2010.07.008, 26.8.2010

University of Pennsylvania School of Medicine: Penn Researchers Calculate How Much The Eye Tells The Brain. In: ScienceDaily, 28.7.2006

3. ÄNGSTE UND PANIK

Bai, Shuang, et al.: Efficacy and safety of anti-inflammatory agents for the treatment of major depressive disorder: a systematic review and meta-analysis of randomised controlled trials. In:

Journal of Neurology, Neurosurgery & Psychiatry, Vol. 91 (1) 2019, S. 21–32. DOI: 10.1136/jnno-2019–320912

Burklund, Lisa J., et al.: The common and distinct neural bases of affect labeling and reappraisal in healthy adults. Frontiers in psychology, 24.3.2014, DOI: 10.3389/fpsyg.2014.00221

Chippaux, Jean-Philippe: Epidemiology of snakebites in Europe: A systematic review of the literature Toxicon. Vol. 59 (1) 01/2012, S. 86–99

Crocq, Marc-Antoine: A history of anxiety: from Hippocrates to DSM. Dialogues in clinical neuroscience, Vol. 17 (3) 09/2015, DOI: 10.31887/DCNS. 2015.17.3/macrocq

Hariri, Ahmad R., et al.: Neocortical modulation of the amygdala response to fearful stimuli. In: Biological Psychiatry, Vol. 53 (6) 03/2003, S. 494–501, DOI: 10.1016/s0006–3223(02)01786–9

Nesse, Randolph M.: Good Reasons for Bad Feelings Insights from the Frontier of Evolutionary Psychiatry. Dutton, New York 2019

World Health Organization: Deaths on the roads: Based on the WHO Global Status Report on Road Safety 2015 (PDF). Genf, World Health Organization 2016

4. DEPRESSION

Andrews, Paul W., und J. Anderson Thomson, Jr.: The bright side of being blue: Depression as an adaptation for analyzing complex problems. In: Psychological Review, Vol. 116 (3) 07/2009, S. 620–654

Bai, Shuang, et al.: Efficacy and safety of anti-inflammatory agents for the treatment of major depressive disorder: a systematic review and meta-analysis of randomised controlled trials. In: Journal of Neurology, Neurosurgery & Psychiatry, Vol. 91 (1) 01/2020, S. 21–32. DOI: 10.1136/jnno-2019–320912

Bosma-den Boer, Margarethe M., et al.: Chronic inflammatory diseases are stimulated by current lifestyle: How diet, stress levels and medication prevent our body from recovering. In: Nutrition & Metabolism, Vol. 9 (32), 17.4.2012

Eurostat: Statistics explained. Cancer statistics, 08/2021

Goldman, Lee: Too much of a good thing: How four key survival traits are now killing us. Little, Brown Spark, New York 2015

Gruber, June: Four Ways Happiness Can Hurt You. In: Greater Good Magazine, 3.5.2012, https://greatergood.berkeley.edu/article/item/four_ways_happiness_can_hurt_you

Gurven, Michael, und Hillard Kaplan: Longevity Among Hunter-Gatherers: A Cross-Cultural Examination. In: Population and Development Review, Vol. 33 (2) 05/2007, S. 321–365. DOI: 10.1111/j.1728-4457.2007.00171.x

Husain, Muhammad I., et al.: Anti-inflammatory treatments for mood disorders: Systematic review and meta-analysis. In: Journal of Psychopharmacology, Vol. 31 (9) 08/2017, S. 1137–1148. DOI: 10.1177/0269881117725711

Jha, Manish Kumar, et al.: Anti-inflammatory treatments for major depressive disorder: What's on the horizon? In: The Journal of clinical psychiatry, Vol. 80 (6) 06/2019, 10.4088/JCP. 18ac12630

Quan, Ning, und William A. Banks: Brain-immune communication pathways. In: Brain, Behavior, and Immunity, Vol. 21 (6), 08/2007, S. 727–735

Raison, C. L., und A. H. Miller: The evolutionary significance of depression in Pathogen Host Defense (PATHOS-D). In: Molecular Psychiatry, Vol. 18 (1) 01/2013, S. 15–37, DOI: 10.1038/mp.2012.2

Riksarkivet: TBC och sanatorier; https://riksarkivet.se/tbc-och-sanatorier

Straub, Rainer H.: The brain and immune system prompt energy shortage in chronic inflammation and ageing. In: Nature Reviews Rheumatology, Vol. 13 (12) 12/2017, S. 743–751, DOI: 10.1038/nrrheum.2017.172

Wium-Andersen, Marie Kim, et al.: Elevated C-reactive protein levels, psychological distress, and depression in 73131 individuals. In: JAMA Psychiatry, Vol. 70(2) 02/2013, S. 176–184, DOI:10.1001/2013.jamapsychiatry.102

Wray, Naomi R., et al.: Genome-wide association analysis identifies 44 risk variants and refine the genetic architecture of major depressive disorder. In: Nature genetics, Vol. 50 (5) 05/2018, S. 668–681, DOI: 10.1101.167577

5. EINSAMKEIT

Berger, Miles, et al.: The Expanded Biology of Serotonin. In: Annual Review of Medicine, Vol. 60 (1) 02/2009, S. 355–366, DOI: 10.1146/annurev.med.60.042307.110802

Cacioppo, John T., et al.: The growing problem of loneliness. In: The Lancet, Vol. 391 (10119), S. 426

Cole, Steven W., et al.: Myeloid differentiation architecture of leukocyte transcriptome dynamics in perceived social isolation. In: Proceedings of the National Academy of Sciences, Vol. 112 (49) 11/2015, S. 15142–15147, DOI: 10.1073/pnas.1514249112

Cruwys, Tegan, et al.: Social group memberships protect against future depression, alleviate depression symptoms and prevent depression relapse. In: Social Science & Medicine, Vol. 98, 12/2013, S. 179–86, DOI: 10.1016/j.socscimed.2013.09.013

Dunbar, Robin, et al.: Social laughter is correlated with an elevated pain threshold. In: Proceedings of the Royal

Dunbar, Robin: Friends: Understanding the power of our most important relationships. Little, Brown, London 2021

Folkhälsomyndigheten: Skolbarns hälsovanor: Så mår skolbarn i Sverige jämfört med skolbarn i andra länder; www.folkhalsomyndigheten.se/folkhalsorapportering-statistik/tolkad-rapportering/skolbarns-halsovanor/ (Update 3.4.2022)

Kahlon, Maninder K., et al.: Effect of Layperson-Delivered, Empathy-Focused Program of Telephone Calls on Loneliness, Depression, and Anxiety Among Adults During the COVID-19 Pandemic. A Randomized Clinical Trial. In: JAMA Psychiatry, Vol. 78 (6) 02/2021, S. 616–622, DOI: 10.1001/jamapsychiatry.2021.0113

Keles, Betul, et al.: A systematic review: The influence of social media on depression, anxiety and psychological distress in adolescents. In: International Journal of Adolescence and Youth, Vol. 25 (1) 2020, S. 79–93, DOI: 10.1080/02673843.2019.1590851

Masi, Christopher M., et al.: A Meta-Analysis of Interventions to Reduce Loneliness. In: Personality and Social Psychology Review, Vol. 13 (3) 08/2011, S. 219–266, DOI: 10.1177/1088868310377394

McPherson, Miller, et al.: Social Isolation in America: Changes in Core Discussion Networks over Two Decades. In: American Sociological Review, Vol. 71 (3) 06/2006, S. 353–375, DOI: 10.1177/000312240607100301

Meltzer, Howard, et al.: Feelings of loneliness among adults with mental disorder. In: Social psychiatry and psychiatric epidemiology, Vol. 48 (1) 05/2012, S. 5–13, DOI: 10.1007/s00127-012-0515-8

Mineo, Liz: Good genes are nice, but joy is better. In: The Harvard Gazette, 11.4.2017; https://news.harvard.edu/gazette/story/2017/04/over-nearly-80-years-harvard-study-has-been-showing-how-to-live-a-healthy-and-happy-life/

Ortiz-Ospina, Esteban: Is there a loneliness epidemic? In: Our World in Data, 11.12.2019; https://ourworldindata.org/loneliness-epi demic

Provine, Robert R. und Kenneth R. Fischer: Laughing, smiling, and talking: Relation to sleeping and social context in humans. In: Ethology Vol. 83 (4) 1989, S. 295–305, DOI: 10.1111/j.1439-0310.1989.tb00536.x

Society B: Biological Sciences. Vol. 279 (1731) 09/2011, S. 1161–7

Tomova, Livia, et al.: Acute social isolation evokes midbrain craving responses similar to hunger. In: Nature Neuroscience, Vol. 23, 12/2020, S. 1597–1605, DOI: 10.1038/s41593-020-00742-z

Trzesniewski, K et al.: Rethinking »Generation Me«: A Study of Cohort Effects From 1976–2006. In: Perspectives on Psychological Science, Vol. 5 (1) 01/2010, S. 58–75. DOI: 10.1177/1745691609356789

Wells, Horwitz & Seetharaman, The Facebook files. Facebook Knows Instagram Is Toxic for Teen Girls, Company Documents Show. Wall Street Journal, 14.9.2021

6. KÖRPERLICHE AKTIVITÄT

Babyak, M., et al.: Exercise treatment for major depression: Maintenance of therapeutic benefit at 10 months. In: Psychosomatic medicine, Vol.62 (5) 09–10/2000, S. 633–8, DOI: 10.1097/00006842-200009000-00006

Bridle, Chritopher, et al.: Effect of exercise on depression severity in older people: Systematic review and metaanalysis of randomised controlled trials. In: The British Journal of Psychiatry: The journal of mental science, Vol.201 (3) 09/2012, S. 180–5, DOI: 10.1192/bjp.bp.111.095174

Choi, K. W., et al.: Assessment of Bidirectional Relationships Between Physical Activity and Depression Among Adults: A 2-Sample Mendelian Randomization Study. In: JAMA Psychiatry, Vol. 76 (4) 04/2019, S. 399–408, DOI: 10.1001/jamapsychiatry.2018.4175

Folkhälsomyndigheten: Psykisk hälsa och suicidprevention/Barn och unga: Psykisk hälsa/Fysisk aktivitet och psykisk hälsa; www.folkhalsomyndigheten.se/livsvillkor-levnadsvanor/psykisk-halsa-och-suicidprevention/barn-och-unga--psykisk-halsa/fysisk-aktivitet-och-psykisk-halsa/ (Update 3.3.2022)

Harvey, Samuel B., et al.: Exercise and the Prevention of Depression: Results of the HUNT Cohort Study. In: American Journal of Psychiatry, Vol. 175 (1) 01/2018, S. 28–36 m DOI: 10.1176/appi.ajp.2017.16111223

Hu, Mandy X., et al.: Exercise interventions for the prevention of depression: A systemic review of meta-analyses. In: BMC

Public health, Vol. 20 (1) 08/2020, Artikel 1255, DOI: 10.1186/s12889-020-09323-y

Kandola, Aaron A., et al.: Depressive symptoms and objectively measured physical activity and sedentary behaviour throughout adolescence: a prospective cohort study. In: The Lancet Psychiatry, Vol. 7 (3) 03/2020, S. 262–271, DOI: 10.1016/S2215-0366(20)30034-1

Kandola, Aaron A., et al.: Individual and combined associations between cardiorespiratory fitness and grip strength with common mental disorders: A prospective cohort study in the UK Biobank. In: BMC Medicine, Vol. 18 (1) 11/2020, Artikel 303, DOI: 10.1186/s12916-020-01782-9

Netz, Yael, et al.: Is the Comparison between Exercise and Pharmacologic Treatment of Depression in the Clinical Practice Guideline of the American College of Physicians Evidence-Based? In: Frontiers in pharmacology, Vol. 8, Artikel 257, DOI: 10.3389/fphar.2017.00257

Raustorp, Anders, et al.: Comparisons of pedometerdetermined weekday physical activity among Swedish school children and adolescents in 2000 and 2017 showed the highest reductions in adolescents. In: Acta Pediatrica. Vol. 108 (7), 07/2019, S. 1303–1310, DOI: 10.1111/apa.14678

Schmidt-Kassow, Maren, et al.: Physical Exercise during Encoding Improves Vocabulary Learning in Young Female Adults: A Neuroendocrinological Study. In: PLoS One, Vol. 8 (5) 05/2013; e64172, DOI: 10.1371/journal.pone.0064172

Schuch, Felipe B., et al.: Physical activity protects from incident anxiety: A meta-analysis of prospective cohort studies. In: Depression & Anxiety, Vol. 36 (9) 09/2019, S. 846–858, DOI: doi: 10.1002/da.22915

Tafet, Gustavo E., und Charles B. Nemeroff: Pharmacological Treatment of Anxiety Disorders: The Role of the HPA Axis. In: Frontiers in Psychiatry, Vol. 11, Artikel 443, DOI: 10.3389/fpsyt.2020.00443

Wegner, Mirko, et al.: Systematic Review of Meta-Analyses: Exercise Effects on Depression in Children and Adolescents. In: Frontiers in Psychiatry, Vol. 8 (81), DOI: 10.3389/fpsyt.2020.00081

Winter, Bernward, et al.: High impact running improves learning. In: Neurobiology of learning and memory, Vol. 87 (4) 05/2007, S. 597–609, DOI: 10.1016/j.nlm.2006.11.003

7. GEHT ES UNS SCHLECHTER DENN JE?

Colla, Judith, et al.: Depression and modernization: A crosscultural study of women. In: Psychiatry Epidemiology. Vol. 41 (4) 04/2006, S. 271–9, DOI: 10.1007/s00127-006-0032-8

Goldney, Robert D., et al.: Changes in the prevalence of major depression in an Australian community sample between 1998 and 2008. In: The Australian and New Zealand journal of psychiatry, Vol. 44 (10) 10/2010, S. 901–10, DOI: 10.3109/00048674.2010.490520

Hollan, Douglas W., und Jane C. Wellenkamp: Contentment and suffering: Culture and experience in Toraja. Columbia University Press, New York 1994

Nishi, Daisuke, et al.: Prevalence of mental disorders and mental health service use in Japan. In: Psychiatry and Clinical Neurosciences Frontier Review, Vol. 73(8) 08/2019, S. 458–465, DOI: 10.1111/pcn.12894

Rodgers, Adam: Star Neuroscientist Tom Insel Leaves the Google-Spawned Verily for … a Startup? In: Wired Magazine, 11.5.2017

Socialstyrelsen och Cancerfonden: Cancer i siffror 2018. ISBN: 978-91-88161-18-5

Socialstyrelsen: Statistik om hjärtinfarkter 2018

Statistiska centralbyrån: Life expectancy 1751–2020

World Health Organization: »Depression: Let's talk«, says WHO, as depression tops list of causes of ill health; www.who.int/news/item/30-03-2017--depression-let-s-talk-says-who-as-depression-tops-list-of-causes-of-ill-health

8. DER SCHICKSALSINSTINKT

Feldman, Sarah: Consumer Genetic Testing Is Gaining Momentum. Statista, 18.11.2019; www.statista.com/chart/17023/commercial-genetic-testing/

Lebowitz, Matthew S., et al.: Fixable or fate? Perceptions of the biology of depression. In: Journal of Consulting and Clinical Psychology, Vol. 81 (3) 2013, S. 518–527, DOI: 10.1037/a0031730

Lebowitz, Matthew S., und Woo-Kyoung Ahn: Blue Genes? Understanding and Mitigating Negative Consequences of Personalized Information about Genetic Risk for Depression. In: Journal of Genetic Counseling, Vol. 27 (1) 02/2018, S. 204–216, DOI: 10.1007/s10897-017-0140-5

Rosling, Hans, mit Anna Rosling Rönnlund und Ola Rosling: Factfulness. Wie wir lernen, die Welt so zu sehen, wie sie wirklich ist. Aus dem Englischen von Hans Freundl, Hans-Peter Remmler und Albrecht Schreiber. Ullstein, Berlin 2018

9. DIE GLÜCKSFALLE

Frankl, Viktor E.: … trotzdem Ja zum Leben sagen: Ein Psychologe erlebt das Konzentrationslager. Deuticke: Wien 1947

Torres, Nicole: Advertising makes us unhappy. Harvard Business Review, 01–02/2020

REGISTER

BILDNACHWEIS

Sämtliche Illustrationen stammen aus der Public Domain von Rawpixel:
Inhalt: Robert John Thornton (1807)
Wir sind die Überlebenden: Henri Rousseau (1894)
Warum haben wir Gefühle?: Wassily Kandinsky (1913)
Ängste und Panik: Wassily Kandinsky (1922)
Depression: Edvard Munch (1902)
Einsamkeit: Ernst Ludwig Kirchner (1930)
Körperliche Aktivität: John Cameron (1894)
Geht es uns schlechter denn je?: Henri Rousseau (1909) und Edvard Munch (1895)
Der Schicksalsinstinkt: Winslow Homer (1895) und antike Skulpturen
Die Glücksfalle: Winslow Homer (1873)
Dank: Ambrosius Bosschaert (1606)

DANK

Ein früher Entwurf dieses Buches war 2019 Grundlage für mein sogenanntes »Sommergespräch« (eine Sendereihe im Schwedischen Radio), das so begeistert aufgenommen wurde, dass ich beschloss, dieses Buch tatsächlich abzuschließen. Es wäre allerdings niemals fertig geworden ohne eine Reihe von Personen, denen ich großen Dank schulde.

Cevilia Viklund und Anna Paljak bei Bonnier Fakta: Ihr habt mich fortwährend ermuntert, habt konstruktive Kritik beigesteuert und mich daran erinnert, dass die wichtigste Taste auf der Tastatur die *Entfernen*-Taste ist. Erika Strand Berglund: Danke, dass du meine Sparringspartnerin warst und mit fast schon gespenstischer Präzision kleine Änderungen vorgeschlagen hast, die gewaltige Verbesserungen nach sich gezogen haben. Liza Zachrisson: Danke für die wunderbaren Illustrationen! Das Tollste an jedem neuen Buch ist zu sehen, wie fabelhaft du die Texte in deinen Bildern einfängst. Charlotta Larsson, Sofia Heurlin und alle anderen bei Bonnier Fakta: Danke, dass ihr mir dabei helft, meine Bücher in Schweden bekannt zu machen. Federico Ambrosini, Kimia Kaviani, Adam Torbjörnsson, Elin Englund und ihr anderen bei der Salomonsson Agency: Danke, dass ihr mir zu Veröffentlichungen im Ausland verhelft.

Ich will überdies – ganz ohne dass hier eine Ordnung zugrunde läge – den folgenden Personen danken, die in verschiedener Hinsicht ganz wesentlich zu diesem Buch beigetragen haben: Carl Johan Sundberg, Gustav Söderström, Jonas Pettersson, Otto Ankarcrona, Mats Thorén, André Heinz, Simon Kyaga, Tahir Jamil, Vanja Hansen, Björn Hansen, Desirée Dutina, Martin Lorenzon, Niklas Nyberg, Pontus Andersson, Daphna Shohamy, Karl Tobieson, Malin Sjöstrand, Anders Wallensten und das Personal der Königlichen Bibliothek in Stockholm.

Zu guter Letzt möchte ich meinen größten Dank an Sie alle richten, die Sie meine Bücher gelesen und mir auf unterschiedliche Weise vermittelt haben, dass sie Ihnen gefallen haben: So etwas ist mehr wert als jede Verkaufszahl!

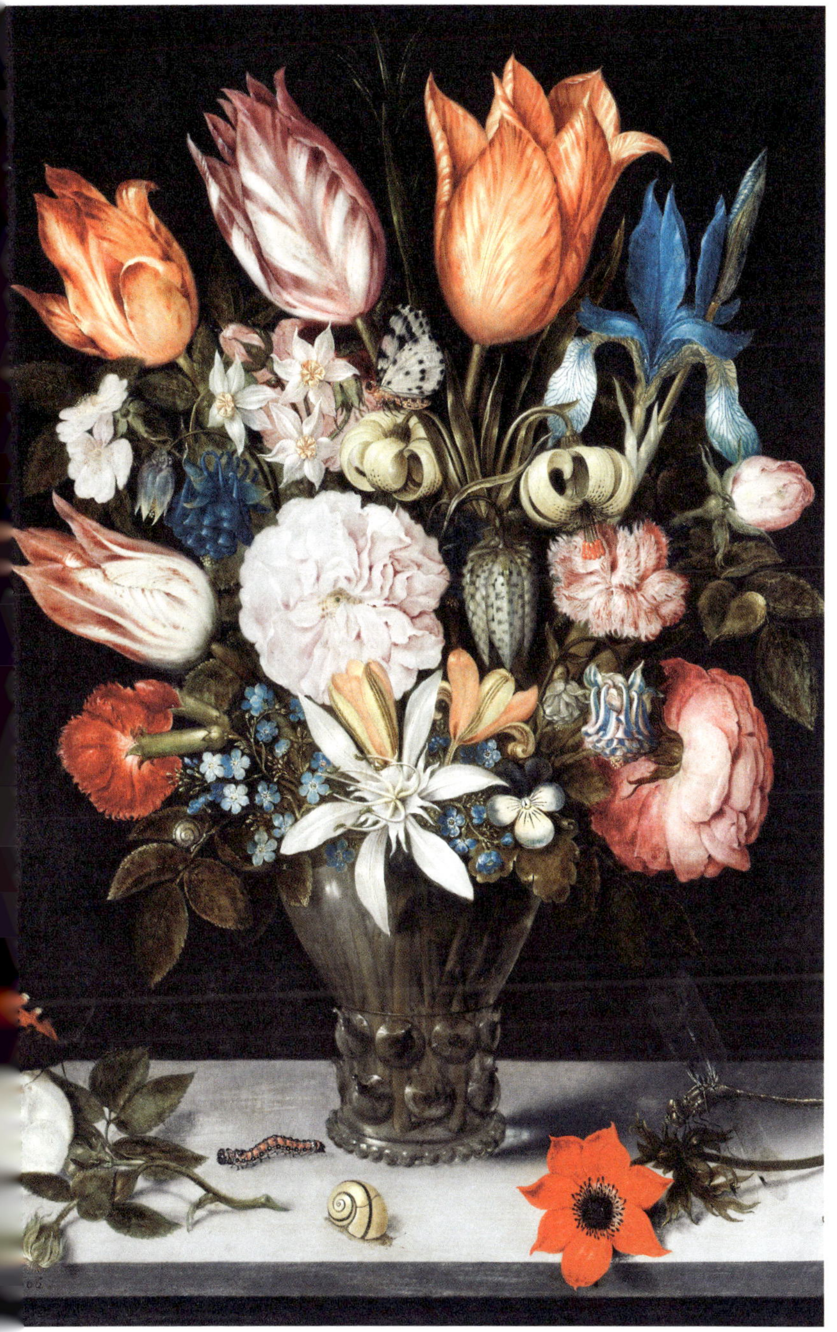